心理治疗核心胜任力丛书

Case Conceptualization

Mastering This Competency with Ease and Confidence

2nd Edition

轻松掌握
个案概念化

著　[美]莱恩·斯佩里 (Len Sperry)

[美]乔恩·斯佩里 (Jon Sperry)

译　仇剑崟　王　媛　李小平

王　琰　赵俊秀

上海科学技术出版社

图书在版编目（CIP）数据
轻松掌握个案概念化 / (美) 莱恩·斯佩里
(Len Sperry), (美) 乔恩·斯佩里 (Jon Sperry) 著 ;
仇剑崟等译. -- 上海 : 上海科学技术出版社, 2025. 7.
(心理治疗核心胜任力丛书). -- ISBN 978-7-5478-7232-
1
Ⅰ. R749.055
中国国家版本馆CIP数据核字第2025MU7974号

轻松掌握个案概念化
著　[美] 莱恩·斯佩里 (Len Sperry)
　　[美] 乔恩·斯佩里 (Jon Sperry)
译　仇剑崟　王　媛　李小平　王　琰　赵俊秀

上海世纪出版（集团）有限公司
上 海 科 学 技 术 出 版 社　出版、发行
(上海市闵行区号景路 159 弄 A 座 9F-10F)
邮政编码 201101　www. sstp. cn
上海光扬印务有限公司印刷
开本 890×1240　1/32　印张 11
字数：240 千字
2025 年 7 月第 1 版　2025 年 7 月第 1 次印刷
ISBN 978-7-5478-7232-1/R·3305
定价：98.00 元

推荐语

毫无疑问，形成个案概念化是临床心理工作者的必备技能。个案概念化是临床心理工作者理解来访者、指导其对来访者进行有效工作的重要工具。通常，我们是在各种理论流派体系下进行各自的个案概念化。而本书以整合模型视角进行个案概念化的理论和实践技能教授，其所用模型既包含多种主流心理治疗中共享的个案概念化要素，也包含各种治疗的特征性要素，最终形成为来访者“量身定制”的个案概念化。这一“量身定制”的特征能更好地为来访者服务，也正契合了我们使用个案概念化的初衷。

张海音

海音心理创始人

形成和发展个案概念化的能力，想必是每位心理治疗师都必须修炼的内功。正在接受培训或者从业不久的治疗师可能对个案概念化是又爱又恨。爱它，因为这个内功修好了必定功力大涨；恨它，因为经常感到捉摸不透、无从下手。已有从业经验的治疗师也常会困顿于如何精进个案概念化。本书结合五个典型案例将理论基础进行了具象化解析，以手把手的方式教你如何发展或精进个案概念化，想必定会让读者受益匪浅。

孟　馥

中国心理卫生协会婚姻家庭心理健康促进专业委员会主任委员

畅读本书，有一种一气呵成之感。本书所倡导的整合模型理念，从临床表现入手，将个案概念化逐帧剖析为18个要素，紧密围绕患者症状背后的适应不良模式，展开临床问题的起（如诱发因素）、承（如易感因素）、转（如治疗策略、治疗阻碍）、合（如治疗预后），恰似一篇妙文。

李晓驷

精神科医师

本书帮助读者理解如何通过系统性思考和理论框架来解读个体的心理问题，从而制定更加精准和个性化的治疗策略。无论是初学者还是资深治疗师，都能从中获得有价值的启发。

程文红

上海市精神卫生中心儿少科主任

本书原著第1版被认为是学习这项不可或缺的临床技能的最佳培训工具，这次的修订版更是精益求精！作者不仅让本书在临床上更加实用，而且在阅读体验上也更加愉快。书中有大量的临床案例、评论、工作表及指导原则，它将是临床心理学专业学生和从业者的首选参考图书。

戴比·约菲·埃利斯

哥伦比亚大学临床与咨询心理学副教授

内容提要

个案概念化是一种用于获取、组织、解释来访者信息，指导和聚焦治疗，预测治疗挑战和困难，并为成功结束治疗做准备的方法和临床策略，是心理咨询与治疗核心胜任力之一。

本书由两位美国心理治疗培训领域的权威专家所著，以系统和易于掌握的方式帮助读者学习如何形成具有高度解释性、预测性、文化敏感性的个案概念化和治疗计划。书中提供了具体的指导纲要和最新的案例材料，用于发展五种最常见治疗模型的个案概念化：生物心理社会学、认知行为治疗、限时动力性心理治疗、阿德勒疗法、接纳与承诺疗法。各章节还包括了一些特别安排的练习，可以帮助读者掌握个案概念化及相关的胜任力和技能。此外，本书还新增了关于伴侣和家庭个案概念化的章节，并在整个过程中强调创伤问题。

本书实用性强，心理咨询师、心理治疗师、心理学爱好者及相关专业学生均可从中获得所需掌握的个案概念化基础知识和技能。

译者简介

仇剑崟 医学博士，主任医师
国际精神分析协会（IPA）认证精神分析师
国家精神疾病医学中心（上海市精神卫生中心）心理治疗学院院长
上海市心理咨询与治疗中心主任
中国心理卫生协会精神分析专业委员会主任委员
中国女医师协会心身医学与临床心理专业委员会主任委员
上海市心理卫生学会理事长

王　媛 医学博士
上海市精神卫生中心副主任医师
中国心理卫生协会精神分析专业委员会委员、青年工作委员会委员
中国心理卫生协会首批注册心理咨询师
中国心理学会临床与咨询心理学注册系统注册心理师

李小平 应用心理学硕士
上海市精神卫生中心副主任心理治疗师
中国心理卫生协会精神分析专业委员会青年委员、危机干预专业委员会青年委员

王　琰　上海交通大学心理学硕士
上海市精神卫生中心副主任心理治疗师
中国心理学会临床与咨询心理学注册系统注册心理师
国家二级心理咨询师

赵俊秀　上海交通大学应用心理学专业硕士
上海市精神卫生中心心理治疗师
中国心理学会临床与咨询心理学注册系统注册心理师

作者简介

莱恩·斯佩里
Len Sperry

医学博士，哲学博士，美国佛罗里达大西洋大学教授。他从事个案概念化教学和写作已有 35 年，其研究团队完成了 8 项个案概念化研究。

乔恩·斯佩里
Jon Sperry

哲学博士，美国林恩大学临床心理健康咨询系副教授。他教授、撰写和研究个案概念化，并在全球范围内举办个案概念化研讨会。

中文版序

个案概念化——统领心理咨询与治疗过程的核心

《轻松掌握个案概念化》即将出版，荣幸受仇剑崟教授之邀为此书作序。此书仅书名就很吸引我，近年来本人一直从事个案概念化的培训与督导相关工作，借作序之机，可将此书先睹为快并有所学习，同时也觉得掌握和做好个案概念化实为不易，书名提到轻松掌握想必一定有其独特之计。整本书读下来确实令自己有些兴奋，一方面是与作者的很多观点、看法产生了共鸣，另一方面也深受启发，觉得作者把一些与个案概念化相关的内容讲得很为透彻。下面在此也与读者分享两点感受和看法。

一是定义与组成使个案概念化更具有过程性和结构性。

个案概念化作为心理咨询与治疗专业人员所必备的能力或胜任力之一，业内对其的探讨和应用也越来越重视。但如何理解"什么是个案概念化"，还是有不同的看法和见解。此书作者将个案概念化定义为**一种方法和策略，用于获取和组织有关来访者的信息，理解和解释来访者的情况和适应不良模式，指导和聚焦治疗，预测治疗挑战和困难，并为成功结束治疗做准备**。这一定义体现了作者对个案概念化的独特理解。

首先这一定义确实与他人多有不同。就本人而言，一直这样定义个案概念化，即**通过获得的各种信息，基于某一理论对来访者的困扰所做的一套解释和一种假设**。该定义的重点在于，个案概念化所做的是解释或假设。这个解释和假设是个案概念化的核心，因为有了假设才可以确定心理咨询与治疗目标，或者说没有个案概念化就没有心理咨询与治疗目标，也就难以制订心理咨询与治疗计划。这些显现了个案概念化的功能。个案概念化实为一种心理活动，即可以在实务过程中内心涌动，其在专业活动中多呈现于案例报告中，以促进专业人员对个案的理解。

此书作者将个案概念化作为一种方法和策略，强调的是过程与功能，过程从获取信息开始，到为结束做准备；功能体现在五个方面，即对信息的获取与组织、解释适应不良的模式、指导和聚焦治疗、预测治疗阻碍和挑战，以及为结束做准备。如此说来，个案概念化像个统领，把整个心理咨询与治疗过程贯穿下来。此定义与本人前面提到的常用定义的不同之处在于，获得解释只是个案概念化的一部分，还要继续指导和聚焦治疗等。把后面的内容作为个案概念化的一个整体，这比较好地解决了很多人做了个案概念化却不知道在实务过程中怎么用，好像个案概念化只是书本作业，与具体的实务没有关系的情况。

此书将个案概念化界定为一种方法和策略，而在整个咨询过程中该如何体现为一种方法和策略，此书给出了回答。书中个案概念化由诊断构想、临床构想、文化构想、治疗构想四个部分组成，而每个部分又包含了总共 18 个要素，即临床表现、诱发因素、适应不良模式、易感因素、维持因素、保护因素、文化认同、文化应激与异文化适应、文化解释、文化与人格、治疗模式、治疗目标、治疗重点、治疗策略、治疗干预措施、治疗阻碍、文化性治疗、治疗预后。个案概念化的四种构想基本上涵盖了整个心理咨询与治疗过程，18个要素也明确了从获得的信息中需要厘清的内容和要考虑的实务工作。

那么，如何做好厘清18个要素并完成四种构想，也是学习个案概念化的过程。书中结合案例给予了具体讲解，尤其是分别选取了认知行为治疗、限时动力性心理治疗、阿德勒疗法等几个心理咨询与治疗流派并详尽阐释其如何应用，读者可以在书中细细阅读、了解和学习。

二是明确个案概念化是构建一个故事，其也有水平之分。

前面提到许多人学习个案概念化觉得比较难，甚至本人常被问到“怎么写个案概念化”，这确实是一个比较实际的工作。培训与督导中，本人常常讲的一句话是：“个案概念化就是用某一种理论把获得的信息串起来讲一个故事。”

此书在谈到对个案概念化的误区时，特别提到的一个误区是认为个案概念化就是个案的总结。作者认为两者是有相似之处，但是有很大的区别，认为个案概念化就是从事实中提取并**构建一个故事**，远远超出对个案事实的总结。看到此段文字，共鸣感油然而生。书中继续讲到这个故事能发展出量身定制的治疗方法，这便呼应到本人所讲的，故事要有一个理论串起来，不仅仅是事实，更要有抽象和提取。只是不同的理论关注的事实点会不同，而有了这个故事才会有相应的心理咨询与治疗目标，以及干预方法。所以，这个故事如何讲，按照什么思路讲，就很重要。那么如何讲好这个故事呢？

个案概念化常与评估、诊断这两个概念连到一起，甚至混淆。相对而言，个案概念化与诊断较好区别，诊断是根据症状做归类，但个案概念化是反归类的，是个别化的，意思是即使有 10 个人被诊断为抑郁症，但这 10 个人每个人有自己独特的与他人不同的个案概念化。

那么，评估与个案概念化的关系呢？个案概念化与评估是整体与部分的关系，即评估是部分，个案概念化是整体。个案概念化要基于一些评估来形成。这一点在书中也特别强调，认为评估是形成个案概念化的先决条件，而全面的评估对于形成合格且在临床上有用的个案概念化至关重要。

不同的一些理论流派现在也逐渐形成适合该流派的概念化，但在本人阅读到的一些案例报告中发现，报告撰写人只是将评估做了介绍就认为做了个案概念化，但实际没有。比如，有的动力学案例报告在个案概念化部分只写了心理发展水平、防御机制等，认知行为案例报告只给了一个涉及核心信念、中间信念、自动化思维的一张图表等。如果只有这些，就都是评估，不是个案概念化。个案概念化要把这些评估串起来，用描述性的语言讲一个故事。

此书精彩的地方是给了如何在评估之后讲故事的方法和例子。对 18 个分属四种构想的个案概念化要素的梳理，基本属于评估的内容，进一步整合这些要素，书中使用的是“个案概念化说明”，本人理解的就是讲一个故事。这个说明或者说讲的故事，使用的是**描述性的语言**。书中在不同流派个案概念化的介绍中，根据案例给出了撰写个案概念化说明的例子，这非常利于读者参考学习。

另外，在以往培训和督导中，本人一直强调个案概念化没有对错，做出的解释或假设也不是真理。但总还被问到个案概念化有没有好坏之分。此书作者给出了很好的解答，即个案概念化虽没有对错之分，但有水平之分。书中将个案概念化分为高、中、低三个水平，如何区分这三个水平，书中基于特定的案例，给出了高、中、低三个水平的个案概念化的例子，读者也可以学习参照。

《轻松掌握个案概念化》一书有很多关于个案概念化方面的真知灼见，像在个案概念化组成上有专门的文化构想，足见对文化方面的注重，本序不再一一赘述，读者可以细细品味，会获益良多。此书具有对个案概念化的结构性，以及如何进行个案概念化的清晰性、步骤性，愿此书可以帮助专业学习者像书名那样轻松掌握个案概念化。特此向专业同行推荐！

贾晓明
北京理工大学教授
2025 年 4 月

英文版序

我第一次接触莱恩·斯佩里（Len Sperry）的作品是阅读他1992年的著作《精神病学个案构想》（*Psychiatric Case Formulations*）。我记得这本书给我留下了深刻的印象，书的风格优雅简洁，作者将复杂的想法提炼成最基本的要素，完成了一本实用的、可操作的手册。这本书塑造了我对个案概念化观点和研究的雏形，此后我便经常参考此书。《轻松掌握个案概念化》原著第1版延续了这些特点，本次大幅更新并及时出版的原著第2版同样具备这些特点。这些书填补了心理治疗专家共识中的空白，即个案概念化能力，这是一项基本技能，而目前相对缺乏帮助治疗师获得这种能力的正式培训。

本书希望表达的基本信息是，合理、透彻且全面的个案概念化是具有高解释力和高预测力的，对提高治疗效果具有显著作用。此外，学习这样的概念化是比较容易实现的，并可应用于临床实践。对导致来访者接受心理治疗的问题进行解释，这不仅是送给来访者的礼物，因为这有助于理解原本可能是混乱、困惑和疏远的体验，同时也是送给治疗师的礼物，因为手中有了解释，治疗师就有了指导治疗的有力工具。高预测力意味着概念化是前瞻性的，它能在治疗中出现问题之前就预测到问题，并能改善治疗结果。

两位作者以系统的、易于理解的方式，帮助读者学习如何进行具有高解释力和高预测力的个案概念化。书中描述了个案概念化的关键组成部分，包括关键的临床信息、起因、来访者问题的诱发和维持因素、对适应不良模式的陈述、文化影响，以及基于上述信息制订治疗计划的详尽方法。新增的章节阐述了在伴侣和家庭治疗、“第三次浪潮”治疗及对创伤来访者治疗中的个案概念化，增加了本书的时效性和实用性。作者提供的工作表有助于发展和组织这些信息。

在阅读本书时，可以明显感觉到作者是一位教学大师。本书的阐述风格清晰而有趣，书中有大量案例、来访者与治疗师的对话和解释。书中对不同水平的概念化进行了对比，作者解释了为什么某些概念化提供了更好的解释，并且更具预测力。这些特点吸引了读者，并促进了个案概念化能力的发展。我从阅读斯佩里博士的作品中学到很多。我非常愿意推荐本书，对于学习个案概念化或提升个案概念化技能感兴趣的读者，本书值得好好阅读。

特雷西·D. 伊尔斯

路易斯维尔大学

译者前言

个案概念化——通往理解与治愈的桥梁

在心理咨询与治疗的临床实践中，个案概念化（case conceptualization）是一项至关重要的核心能力。它不仅帮助临床工作者系统地理解来访者的心理困扰、行为模式及其背后的成因，还为制定有效的干预策略提供了科学依据。个案概念化能力的掌握，直接关系到心理咨询与治疗的效果，是每一位临床工作者必须精进的专业技能。

《轻松掌握个案概念化》一书，正是为帮助临床工作者提升这一能力而撰写的实用指南。本书的独特之处在于：①理论与实践紧密结合。书中不仅介绍了各种理论模型，还通过丰富的案例分析和实践练习，帮助读者将理论知识转化为实际操作技能。②注重多元文化视角。作者强调文化背景对个案概念化的重要性，引导读者在理解来访者时保持文化敏感性和开放性。③强调心理咨询师与治疗师的自我反思。本书鼓励专业从业者在个案概念化过程中进行自我反思，不断提升自我觉察和专业素养。

对中国的心理咨询与治疗领域而言，此书具有重要的借鉴意义。随着心理健康需求的日益增长，中国的心理咨询与治疗行业正处于快速发展阶段。然而，专业人才的培养和临床实践水平的提升，仍然是当前面临的重要挑战。个案概念化作为心理咨询与治疗的核心胜任力，其系统化的培训和教育显得尤为迫切。本书的引进，不仅为中国临床工作者提供了一个系统学习个案概念化的机会，也为中国的心理咨询与治疗培训体系注入了新的活力。

本书的翻译出版，旨在为中国心理咨询与治疗从业者提供一本理论与实践相结合的实用手册，帮助他们在临床工作中更加自信、从容地应对复杂的个案。我们相信，通过系统学习和实践个案概念化，中国的心理咨询与治疗从业者将能够更好地服务于来访者，推动中国心理健康事业的进一步发展。

在翻译过程中，我们力求忠实于原著，同时兼顾中文表达的流畅性和可读性。但工作中难免存在疏漏，敬请广大读者批评指正。

最后，衷心希望本书能够成为广大心理咨询师、心理治疗师、心理学爱好者及相关专业学生的良师益友，陪伴大家在助人自助的道路上不断前行，用专业的知识和温暖的心灵，为更多人带来希望和光明。

仇剑崟

2025 年 2 月于上海

英文版前言

1990年之前，心理健康专业人员和受训人员很少讨论个案概念化。所以，不足为奇的是，很少有人在他们的实践中使用个案概念化。30年后，情况明显不同了，因为个案概念化越来越多地与具有胜任力的、高质量的心理健康实践联系在一起。如今，使用个案概念化的能力被认为是一项基本的临床胜任力，心理健康从业者（心理治疗师、临床心理学家、精神科医生、物质滥用咨询师、康复咨询师及学校咨询师）越来越被期望在日常实践中使用个案概念化。

但这种期望是有问题的，因为很少有从业者接受过这方面胜任力的正规培训，即便是研究生课程也只是在最近才开始将个案概念化纳入心理健康专业人员的培训中。使问题更复杂的情况是，形成合格的个案概念化并把它写出来，是从业者和受训者需要掌握的更有挑战性的胜任力之一。如果你是一名心理健康从业者，你可能会因为希望提高自己的个案概念化能力而阅读本书。如果你是心理健康研究生项目的受训人员，本书可能会帮助你学习这一胜任力。

本书解决了学习和掌握这一项艰巨任务的挑战。书中介绍了一个易于掌握的综合个案概念化模型，可用于撰写个案概念化，该模型结合了认知行为治疗（cognitive-behavioral therapy）、动力性心理治疗（dynamic psychotherapy）、阿德勒疗法（Adlerian psychotherapy）、生物心理社会学（biopsychosocial）方法及其他疗法中的关键要素。书中重点介绍了个案概念化、治疗计划、干预措施及文化敏感性方面的新进展和研究，并提供了详细而有说服力的案例和记录对各个要点进行说明。最后，本书还为读者提供了发展个案概念化技能的具体练习。

本书原著第 1 版出版的时候，我们还无法预测这期间会发生什么变化。所以现在，我们撰写了第 2 版来回应这些变化。其中，最主要的是增加了接纳与承诺疗法（acceptance and commitment therapy）个案概念化、伴侣和家庭（couple and family）个案概念化，以及简短的辩证行为治疗（dialectal behavioral therapy）个案概念化。这些新增内容来自读者的反馈、外部审稿人及学生和研讨会参与者的要求。鉴于创伤问题在日常临床实践中越来越多地出现，我们也应要求纳入了创伤敏感个案概念化的方法。从事儿童青少年治疗和学校咨询的人员希望开发针对低龄来访者的个案概念化，因此我们纳入了一个 13 岁学生卡特里娜的案例。最后，我们在每章末尾增加了供小组讨论或自学的思考题。

本书的架构简单明了，第 1~5 章是其他章节的背景材料。第 1 章概述了个案概念化及其组成部分。第 2 章先讨论了诊断和基于临床或理论的评估，然后描述了个案概念化的诊断构想部分。第 3 章强调临床构想和文化构想部分，第 4 章强调治疗构想部分。第 5 章重点介绍了建立伴侣和家庭个案概念化时所涉及的其他因素与动力。

前 5 章为读者进入本书的核心部分——第 6~10 章做好了准备。在这些章节中，将向读者介绍五种个案概念化模型。每一章都提供了五个反映该模型的完整个案概念化的示例。在每一章中，都会对同样的五个案例进行分析，并提供书面的个案概念化材料。第 6 章侧重于生物心理社会学个案概念化，第 7~10 章则分别侧重于认知行为治疗个案概念化、限时动力性（time-limited dynamic）心理治疗个案概念化、阿德勒疗法个案概念化及接纳与承诺疗法个案概念化。本书还有一个附录，包括了实用的工作表和个案概念化评分表等内容。

你可能想知道本书是否有必要编写，是否易于使用，是否对你有真正的临床价值。目前，构建个案概念化的方法实际上只有两种：一种是学习和应用结构化或基于理论的方法，如认知行为或动力性方法中的一种。另一种是“凭经验”的方法，如从业者通过试验和错误而发展总结出的方法，但这种通常只不过是一个案例总结。第三种方法是使用综合个案概念化模型，该模型融合了来自各种结构化方法的共同要素，同时允许纳入特定方法的特征性要素。与其他关于个案概念化的图书不同，这是唯一一本介绍和说明综合个案概念化方法并提供学习与练习的图书。

关于术语的说明。个案概念化（case conceptualizations）、个案构想（case formulations）、临床构想（clinical formulations）、治疗构想（treatment formulations）和诊断构想（diagnostic formulations）往往会被当作同义词使用。出于两个原因，我们将在本书中使用“个案概念化”而不是“个案构想”。首先，“个案概念化”一词现在是整个心理健康界的首选名称；其次，是为了避免混淆。正如第一篇所述，我们将个案概念化分为四个部分：诊断构想、临床构想、文化构想和治疗构想。为了表达的清晰性，我们用个案概念化来表示整体，用诊断构想、临床构想、文化构想或治疗构想来表示具体构成个案概念化的各个部分。我们还将使用“从业者”这一一般称谓来代替心理治疗师、心理咨询师、心理学家、精神科医生、临床医师等术语。

最后，我们要补充的是，从 20 世纪 80 年代开始，我们就长期从事个案概念化的教学、研究和写作工作。我们的第一篇论文发表于 1988 年（Sperry，1988），第一本书出版于 1992 年（Sperry et al.，1992）。总的来说，在过去的 45 年里，我们在研究生课程、会议和工作坊中持续教授这一整合模型的各种版本。几乎所有的参与者都认为这种方法容易理解和使用，随后能掌握这种胜任力，并有信心将其应用到他们的案例中，包括“困难案例”。我们相信，这也将会是你的体验。

莱恩 · 斯佩里　乔恩 · 斯佩里

致谢

我们非常感谢乔舒亚·卡茨（Joshua Katz）对“思考题”部分的贡献，以及赫拉尔多·卡斯特莱罗（Gerardo Casteleiro）在接纳与承诺疗法方面的专业知识，他帮助我们完成了第10章。

目录

第一篇 **理论背景** 1

第 1 章 个案概念化的概述 3

第 2 章 评估和诊断构想 36

第 3 章 解释及临床和文化构想 52

第 4 章 治疗计划和治疗构想 79

第 5 章 个体、伴侣和家庭个案概念化 104

第二篇 **实践方法** 121

第 6 章 生物心理社会学个案概念化 124

第 7 章 认知行为治疗个案概念化 161

第 8 章 限时动力性心理治疗个案概念化 200

第 9 章 阿德勒疗法个案概念化 238

第 10 章 接纳与承诺疗法个案概念化 275

附录 317

附录 1 临床构想工作表 318

附录 2 个案概念化要素：描述 319

附录 3 个案概念化要素：工作表 321

附录 4 个案概念化评分表 323

第一篇

理论背景

本书的前5章是第二篇各章节的背景材料。与第二篇的章节不同，第一篇的章节主要是具有研究支持的个案概念化及其构成要素的理论描述。然而，这并不代表它们晦涩难懂，缺乏临床价值。相反，这些章节用临床案例材料进行了详实的说明。第1章概述了个案概念化的结构，强调了构建合格的个案概念化的临床价值和实用性。第2章先讨论了诊断和基于临床或理论的评估，然后描述了个案概念化的诊断构想部分。第3章强调临床构想和文化构想部分，第4章强调治疗构想部分。第5章重点介绍了发展伴侣和家庭个案概念化时所涉及的其他因素与动力。

第 1 章 个案概念化的概述

那么，什么是个案概念化，为什么如今人们对个案概念化如此感兴趣？基本上，个案概念化是一种理解和解释来访者关注的问题并指导治疗过程的方法。它就像一座“桥梁”，将评估和治疗与临床结果联系起来。在这个问责制的时代，有效的临床实践以构建和使用个案概念化的胜任力为前提，这并不奇怪。事实上，很多人认为个案概念化是心理咨询和心理治疗中最重要的胜任力，也是最难掌握的胜任力之一。本章介绍并概述了个案概念化胜任力。

本章首先对个案概念化及其功能进行了定义。接着，描述和说明了个案概念化的各种要素，随后讨论了个案概念化的四个组成部分：诊断构想、临床构想、文化构想和治疗构想。然后，区分了评估个案概念化是否充分的三个水平。接下来，讨论了关于个案概念化的几个误解。最后，介绍了五个临床案例的背景材料，这些案例将贯穿全书始终，并在第 6~10 章中进行了详细分析。

个案概念化的定义和功能

个案概念化为治疗师提供了一个连贯的治疗策略，用于计划和聚焦治疗干预措施，以增加实现治疗目标的可能性。虽然许多治疗师会发展概念化来指导他们的实践，但并非所有的治疗师都能明确地阐述这些概念化，因为他们对这种胜任力没有足够的信心。发展和阐明个案概念化有很多原因，但最令人信服的原因是概念化能使治疗师体验到对其工作的信心（Hill，2005）。希尔（Hill）认为，这种信心随后会传递给来访者，从而加强来访者的信任，使他们相信治疗师有可靠的计划，并且相信治疗能够且将会带来改变。

在本书中，个案概念化被定义为一种方法和临床策略，用于获取和组织有关来访者的信息，理解和解释来访者的情况和适应不良模式，指导和聚焦治疗，预测治疗挑战和困难，并为成功结束治疗做好准备（Sperry，2010，2015）。个案概念化也是一个认知过程，从业者在治疗前、治疗中和治疗后都会用它来理解各种动力，从而决定对特定来访者使用不同策略。

> **个案概念化的定义：**
> 个案概念化是一种方法和临床策略，用于获取和组织有关来访者的信息，理解和解释来访者的情况和适应不良模式，指导和聚焦治疗，预测治疗挑战和困难，并为成功结束治疗做准备。

当把个案概念化理解为一种临床策略时，这一定义突出了相互关联的五种功能，具体如下。

- **获取和组织** 个案概念化过程始于与来访者的第一次接触，并对来访者的表现、期望和动力形成初步假设。这些假设会在进行综合评估的过程中不断得到验证，评估是在寻找来访者当前和过去生活中有关诱发因素、易感因素和维持因素的模式，即适应不良模式的指导下进行的。

- **解释** 随着来访者适应不良模式的轮廓逐渐清晰，假设得到完善，一个诊断、临床和文化方面的构想就形成了。这些构想中可能包含一种解释，解释了在没有治疗的情况下，导致来访者过去、现在和未来的反应的因素。这一解释是使得治疗符合来访者的需求、期望、文化及人格动力的根本原因。

- **指导和聚焦治疗** 基于这一解释，形成一种治疗构想，并制订针对特定治疗目标及聚焦和实施治疗的策略。

- **预测治疗阻碍和挑战** 检验个案概念化是否有效的一个方法是，它能否预测各个治疗阶段最有可能出现的阻碍和挑战，尤其是那些涉及积极参与和投入治疗过程、依从性、阻抗、矛盾心理、治疗联盟破裂、移情活现、复发及结束治疗的情况。

- **为结束治疗做准备** 个案概念化还有助于治疗师认识到最重要的治疗目标何时已经完成，并确定何时及如何为结束治疗做准备（Cucciare & O'Donohue，2008）。结束治疗的过程可能会让一些来访者感到很大压力，尤其是那些有依赖问题、对拒绝敏感，以及有被抛弃经历的来访者。因此，一个有效构建的个案概念化可以预测到这些问题，这对于帮助来访者为结束治疗做好准备非常有用（Sperry，2010）。

临床上有用的个案概念化

临床上有用的个案概念化可以提供必要的解释力（对当前问题的令人信服的解释）和预测力（对治疗成功的困难和促进因素的预测），以便有效和适当地规划和指导治疗过程。那么，临床上有用的个案概念化的具体特征是什么呢？

在给出我们对这个问题的看法之前，我们希望你能参与一个简短的实验。以下是同一来访者的三个版本的个案概念化，分别标注为“版本 1”“版本 2”和“版本 3”，每个版本的篇幅和重点都不一样。请阅读这些版本，先不要看每节后面的“评论”，然后问自己一个问题：“哪个版本（1、2 或 3）最能解释来访者的情况，最能说明治疗计划和取得积极疗效的可能性？”然后，请再回头阅读那些反映了我们的选择及其原因的评论。

版本 1

格里是一名 35 岁的非洲裔美国女性，出现了 3 周的抑郁情绪症状后，公司的人力资源主管转介她去接受评估和治疗。她还表现出精力不济、明显的兴趣减退、失眠、注意力难以集中、社交隔离加剧等其他症状。值得注意的是，她有抑郁家族史，有一位姨妈可能服用了过量安眠药。她否认现在或过去有过自杀意念和计划，并表示她的宗教信仰禁止这样做。格里符合《精神障碍诊断与统计手册》（第 5 版）（*Diagnostic and Statistical Manual of Mental Disorders*, Fifth Edition, DSM－5）中重性抑郁障碍（major depressive disorder）的标准：轻度至中度的单次发作。她说自己身体健康，否认使用药物、酒精或娱乐性毒品。她没有精神科住院治疗史，也没有接受过个体或家庭治疗。门诊精神科医生建议，她目前不需要住院治疗。所以，她的治疗目标确定为减轻症状和恢复基本功能，门诊治疗包括在精神科医生指导下每天服用 50 mg 左洛复（Zoloft，盐酸舍曲林片），以及立即开始（与这位治疗师）每周一次的心理治疗。

• **评论** 这个版本基本上是对个案的事实描述，强调了 DSM 诊断和初步治疗计划。值得注意的是，其中缺少人格、情境和文化动力的内容。同样值得注意的是，在没有证据支持的情况下，已经假定了药物是来访者的治疗选择。此外，没有预测来访者是否会遵循一般治疗计划，也没有预测来访者是否会康复。版本 1 是否真的是个案概念化，还有待商榷。它基本上更像是一个案例总结。遗憾的是，它实际上并没有任何解释力或预测力。

版本 2

格里的社交隔离和抑郁症状加剧，似乎是她对即将到来的工作调动和晋升消息的反应，因为她一直在回避可能遭受批评、拒绝和感到不安全的情况。在她的一生中，她发现尽可能地回避他人，并在某些时候有条件地与他们联系，会更安全。因此，她缺乏关键的社交技能，社交网络也很有限。这种模式可以从以下几个方面来理解：苛刻、挑剔、情感上遥不可及的父母，强烈禁止向他人透漏个人和家庭情况的父母禁令，同龄人的嘲笑和批评，以及有缺陷和社交隔离的图式。因为有抑郁家族史，在生物学上她可能更容易产生悲伤情绪和社交隔离，这可能也是人际关系技能发展不足的一个原因。她的害羞、独居、有限的社交技能，以及她认为社交隔离更安全等因素，使这种模式得以维持。治疗的目标包括减轻抑郁症状，提高人际交往和交友技能，以及重返工作岗位。治疗将立即开始，并强调需要通过门诊精神科医生处方和监测药物，来减轻她的抑郁症状和社交隔离。认知行为治疗将侧重于行为激活策略和认知重构，来调整她对自我、他人和世界的干扰性信念，并发展她对害羞、拒绝敏感、不信任和与他人隔离的应对策略。此外，还将尝试与格里的工作主管和人力资源总监合作，以便帮助格里回到一个更容易耐受的工作环境。之后，由于她在自信沟通、信任和交友技巧方面仍存在明显的技能缺陷，还增加了以心理教育为重点的团体治疗。预后一般到良好。

• **评论**　与版本 1 的描述性重点相比，该版本提供了更多的解释和治疗意义。这个概念化强调了人格和情境动力，从而形成了详细的、量身定制的治疗计划。认知行为视角在该版本中非常明显。但是，它没有考虑到文化因素，也没有预见到影响治疗成功的潜在阻碍。简而言之，版本 2 具有相当大的解释力，但预测力相对较弱。

版本 3

格里的社交隔离和抑郁症状加剧，似乎是她对即将到来的工作调动和晋升消息的反应，因为她一直在回避可能遭受批评、拒绝和感到不安全的情况。在她的一生中，她发现尽可能地回避他人，并在某些时候有条件地与他们联系，会更安全。因此，她缺乏关键的社交技能，社交网络也很有限。这种模式可以从以下几个方面来理解：苛刻、挑剔、情感上遥不可及的父母，强烈禁止向他人透漏个人和家庭情况的父母禁令，同龄人的嘲笑和批评，以及有缺陷和社交隔离的图式。因为有抑郁家族史，在生物学上她可能更容易产生悲伤情绪和社交隔离，这可能也是人际关系技能发展不足的一个原因。尽管如此，格里仍有一些保护因素在起作用。她与工作中的亲密好友有相当安全的依恋关系，并且对工作有很强的责任感。根据《美国残疾人法案》（Americans with Disabilities Act），她似乎也有资格获得工作便利，这意味着她可能会以更少的压力回到目前的工作岗位。

她的害羞、独居、有限的社交技能，以及她认为社交隔离更安全等因素，使这种模式得以维持。格里及其父母都有高度异文化适应（highly acculturated），她认为她的抑郁是工作压力和大脑“化学失衡”导致的。没有明显的偏见迹象，也没有相互冲突的文化期望或因素在起作用。相反，似乎格里的人格动力在她目前的临床表现中起着重要的作用。

格里面临的挑战是如何更有效地发挥功能，并在与他人交往时感到更安全。治疗的目标包括减轻抑郁症状，提高人际交往和交友技能，重返工作岗位，并在工作中建立一个支持性的社交网络。治疗工作的重点是改变她适应不良的信念和行为。治疗策略是通过认知行为替代、脱敏和社交技能训练来实现这些治疗目标。首先，通过药物治疗和脱敏来减轻抑郁症状，并通过认知行为替代来治疗对拒绝敏感和与他人隔离的症状。其次，可以在团体治疗设置中加入强调自信沟通、信任和交友技能的社交技能训练。还将尝试与格里的工作主管和人力资源总监合作，以便帮助格里回到一个更容易耐受的工作环境。治疗将按顺序进行，由她的医生（与门诊精神科医生协商）进行药物治疗管理，并立即开始认知行为替代个体治疗。

可以预见治疗会遇到一些阻碍和挑战。考虑到她的回避型人格结构，很可能会出现矛盾性阻抗。可以预见的是，她将很难和治疗师讨论个人问题，她会“考验”治疗师。她可能会因临时改变、取消会谈或迟到而挑起治疗师对她的批评，也可能会拖延时间、回避情感，或以其他方式“考验”治疗师的可信度。一旦取得了对治疗师的信任，她很可能会对治疗师和治疗紧抓不放。因此，除非增加她在治疗之外的社会支持系统，否则可能会很难结束治疗。此外，她的回避模式可能会使她很难进入并持续参与团体治疗。因此，个体治疗可以作为进入团体治疗的过渡，包括也可以与持有接纳和不评判态度的团体治疗师有一些接触。这可能会增加格里的安全感，减少她在团体情境中自我暴露的难度。另一个要考虑的因素是移情活现。考虑到她曾受父母与同龄人批评和取笑的程度，可预见的是，治疗师的任何不耐烦和言语或非言语的批评都会激活这种移情。最后，由于她对所信任的人会有依赖倾向，所以提高她的能力，让她对独立工作更有信心，并延长最后四五次治疗之间的时间间隔，这可以减少她对结束治疗的矛盾心理。假设格里在治疗内外都能增强自信心、人际关系技能和社会接触，并重返工作岗位，那么她的预后将会比较好。否则，仍需保持谨慎。文化或文化敏感性干预目前并不明显影响治疗进展。然而，考虑到她与父亲的关系紧张，以及此后与男性的接触有限，性别动力可能会影响治疗关系。因此，在治疗的初始阶段，无论是个体治疗还是团体治疗，似乎都需要女性治疗师。

• **评论**　该版本强调对治疗的解释和影响，而不是像版本 1 将描述作为重点。人格、情境和文化动力是这一版概念化的核心，从而形成量身定制的治疗计划，预测影响治疗成功的潜在阻碍。有些人可能认为这个版本太长了。虽然它比其他两个版本更长、更详细，但这些聚焦的细节增加了相当大的解释力和预测力。

表 1.1 直观地比较了三个版本所涉及的要素。

表 1.1　三种个案概念化的比较

个案概念化要素	版本 1	版本 2	版本 3
临床表现	√	√	√
诱发因素		√	√
适应不良模式		√	√
易感因素		√	√
维持因素		√	√
保护因素			√
文化认同			√
文化应激与异文化适应			√
文化解释			√
文化与人格			√
治疗模式			√
治疗目标	√	√	√
治疗重点			√
治疗策略		√	√
治疗干预措施	√	√	√
治疗阻碍			√
文化性治疗			√
治疗预后		√	√

显然，版本 3 包含的要素比其他两个版本加起来还要多。版本 2 比版本 1 更详细，而版本 3 可能显得过于详细。然而，值得注意的是，版本 2 中缺少了一整组要素，即与文化有关的要素。虽然这个案例中的文化要素似乎不像在其他案例中一样影响那样大，但如果个案概念化中不考虑这些要素，就没有依据做出文化要素

影响程度的判断。

正如我们将在本书中讨论的那样，具有高解释力和高预测力的个案概念化比那些不具有高解释力或预测力的个案概念化在临床上更有用。

作为指导老师和临床督导，我们倾向于完整或全面的个案概念化，即那些考虑到所有 18 个要素的个案概念化。但是，我们将留给你们自己决定构建特定个案概念化所需的足够的要素数量。

个案概念化的组成部分

个案概念化由四个部分组成：诊断构想、临床构想、文化构想和治疗构想（Sperry et al.，1992；Sperry，2005，2010）。表 1.2 列出并简要描述了每个组成部分。

表 1.2　个案概念化的四个组成部分

组成部分	描述
诊断构想	描述来访者的现状及其维持或触发因素，以及基本人格模式；回答“什么”（what）的问题，即“发生了什么?”通常包含 DSM－5 诊断
临床构想	提供有关来访者模式的解释，回答“为什么”（why）的问题，即“为什么会发生这种情况?”这是个案概念化的核心组成部分，将诊断构想和治疗构想联系起来
文化构想	提供对社会和文化因素的分析，回答“文化起什么作用”的问题；对文化认同、异文化适应和文化应激水平、解释模型，以及文化动力和人格动力的相互影响进行说明

（续表）

组成部分	描述
治疗构想	为干预计划提供了明确的蓝图，是诊断构想、临床构想和文化构想在逻辑上的扩展，回答“如何改变”（how）的问题。其中包含治疗目标、治疗重点、治疗策略及具体干预措施，并预测实现这些目标的挑战和阻碍

评估个案概念化

如前所述，并非所有的个案概念化都是相同的。有些概念化在临床上比其他概念化更有用。我们认为解释力和预测力是评估个案概念化的有用的**总体标准**。伊尔斯（Eells，2010）提出了一些评估个案概念化的**具体标准**。这些标准是：个案概念化中提出的心理学理论在多大程度上解释了问题和症状？它的表述是否充分、连贯？是否包含了所选理论的关键组成部分？它是否充分解释了当前的问题？治疗构想和计划中是否涉及了诊断构想和临床构想的所有要素？治疗构想和计划与诊断构想和临床构想之间是否合乎逻辑且连贯一致？计划中是否包括明确的短期和长期目标，除了治疗师提出的问题外，是否考虑到潜在的危险问题？

伊尔斯还提出了额外的标准来评估个案概念化的整体质量。这些标准包括：全面性、连贯性、语言的精准性、构想主题和治疗计划的阐述程度、构想的复杂性、临床构想和治疗计划之间的联系，以及治疗师在发展个案概念化时应用系统性过程的程度

（Eells，2010）。本节提供了一种描述个案概念化充分性的方法，包括每个组成部分的充分性。下文将描述充分性的三个层次。

高水平个案概念化

高水平个案概念化具有以下特征。它阐明了“发生了什么”的问题（诊断构想陈述）、“为什么会发生”的问题（临床构想陈述）、“可以做些什么”的问题（治疗构想陈述），以及“文化起什么作用”的问题（文化构想陈述）。此外，它预测了治疗中的“阻碍”，如阻抗、移情、不依从等；清晰定义了“治疗重点”和“干预策略”；并作为“量身定制”干预措施的基础。它还可以作为制订和修改治疗决定的指南，作为维持有效治疗联盟的基础，以及计划和预测治疗结局的基础。最终，书面报告的各个部分之间具有高度的连贯性，其中包含个案概念化的各个组成部分（Sperry，2010）。具体来说，这意味着治疗构想直接反映了临床构想和诊断构想。总之，这种概念化具有相当大的解释力和预测力。

中等水平个案概念化

中等水平的个案概念化具有以下特征。与高水平的概念化类似，它阐明了诊断构想、临床构想、文化构想及治疗构想等问题。虽然它是包含个案概念化各个组成部分的书面报告，其各部分之间也具有一定程度的连贯性，但缺少高水平概念化的核心要素。通常情况下，虽然它包含了治疗目标，但较少定义清晰明确的治疗重点和治疗策略。同样，它也少有涉及如何为来访者量身定制治疗方案，以及预测实现治疗目标的阻碍。简而言之，这些概念化可能有良好到优秀的解释力，但几乎没有预测力。

低水平个案概念化

低水平个案概念化的特点是在以下几个方面存在缺陷。首先也是最重要的，这种概念化往往是对临床材料的扩展描述，而不是对临床有用的解释，因为它们未能阐明诊断构想、临床构想、治疗构想及文化构想问题。因此，这样的个案概念化不太可能充分明确和聚焦治疗目标。由于无法预测实现这些目标的阻碍，治疗师可能会对治疗过程感到意外或担心。由于治疗联盟出现问题，治疗很可能提前终止。很明显，个案概念化的书面报告中，各部分之间几乎没有连贯性。毫不意外，这种概念化既没有解释力，也没有预测力。

个案概念化的要素

个案概念化课程和研讨会的参与者一致认为，根据其组成部分和要素呈现的个案概念化，是理解这一胜任力的一种轻松的方式。有四个组成部分：诊断构想、临床构想、文化构想及治疗构想。每个组成部分都包含若干个案概念化要素。例如，诊断构想部分包含临床表现、诱发因素和适应不良模式要素。表 1.3 最上面的部分列出了这三个要素并给出了简短的定义。不仅如此，表 1.3 的其余部分列出并定义了其他组成部分和要素。第 2~4 章将对个案概念化的这些组成部分和要素进行非常详细的描述和说明。

表 1.3　个案概念化的要素

要素	定义
临床表现	当前的问题以及对诱发因素的特征性反应
诱发因素	激活一个人的模式并导致其当前问题的触发因素
适应不良模式	不灵活且无效的感知、思考和行为方式
易感因素	促成适应性或适应不良功能的因素
维持因素	激活了导致临床问题的模式的因素
保护因素	能降低发生临床疾病可能性的因素
文化认同	对某一特定族群的归属感
文化应激与异文化适应	对主流文化的适应程度；受文化影响的压力，包括社会心理困难
文化解释	对于发生痛苦、目前状况或功能损害的原因的理解
文化与人格	文化动力和人格动力的组合作用
治疗模式	灵活且有效的感知、思考和行为方式
治疗目标	明确的短期和长期治疗结果
治疗重点	治疗重心强调要提供旨在让来访者形成更具适应性模式的有导向性的治疗
治疗策略	为了形成更具适应性的模式而采取的行动计划和手段
治疗干预措施	与实现治疗目标和改变模式的治疗策略相关的具体改变技术和手段
治疗阻碍	在治疗过程中可预见的适应不良模式可能带来的挑战
文化性治疗	必要时结合文化干预、文化敏感性治疗或文化敏感性干预
治疗预后	预测个体在接受或不接受治疗的情况下，精神疾病可能的病程、持续时间和结果

关于个案概念化的误解

关于个案概念化的误解和扭曲观念比比皆是。本节试图消除一些比较常见的误解。

误解 1：个案概念化只不过是个案总结

有些人认为，个案概念化基本上就是个案总结。实际上，虽然两者有一些相似之处，但还是有很大区别的。基本上，个案总结就是对个案事实的提炼（当前的问题、发展史和社会史、精神检查等）。相比之下，个案概念化则是从这些事实中提取并构建出一个故事，远远超出了对个案事实的总结。它涉及一些高层次的抽象和提取，这个过程将来访者当前的问题置于他或她的生活模式背景下，并得出可行的推论。因此，可以发展出量身定制的治疗方法，并预测可能出现的阻碍和挑战。相比之下，个案总结没有解释力，即使有，也几乎没有预测力。简而言之，个案概念化不仅仅只是个案总结。

误解 2：个案概念化在临床上没有用

一些受训者和从业者坚持认为个案概念化在临床上没有用，这并不少见。事实上，开始有研究表明，使用个案概念化在临床上是有用的，并与积极的治疗结果相关（Kuyken，Padesdky，& Dudley，2009）。个案概念化越来越多地与循证实践联系在一起，这是临床效用的一个确定无疑的指标。2005 年，美国心理学会的循证实践总统特别工作组认识到了这一联系（American Psychological

Association's Presidential Task Force on Evidence-Based Practice, 2006)。其他人也认识到这种联系，并认为个案概念化对于有效的循证实践至关重要。

> 个案构想是认知行为治疗（CBT）循证实践的基石。对CBT实践的任何一个具体案例而言，构想都是连接实践、理论和研究的桥梁。它是一个熔炉，在这里，具体案例的个体特殊性、相关理论和研究综合在一起，并用CBT术语来理解个体目前的问题，从而为干预措施提供依据。
>
> (Kuyken et al., 2005, p. 1188)

误解3：个案概念化很难学习且太耗时

一些受训者和从业者坚持认为，个案概念化太复杂、太耗时，学习个案概念化很困难，并且需要很长时间，这种情况也并不少见。然而，研究结果彻底否定了这一误解。研究表明，与没有接受过此类培训的从业者相比，参加短至两小时的培训课程的受训者和从业者，能够而且确实提高了他们发展出更准确、精确、复杂、全面的临床构想的能力（Abbas et al., 2012; Binensztok, 2019; Eells, 2015; Kendjelic & Eells, 2007; Ladd, 2015; Lipp, 2019; Smith Kelsey, 2014; Stoupas, 2016)。显然，要想在个案概念化方面达到高水平的熟练程度，还需要更多的时间和练习。但关键是，即使是短时间的培训也会带来显著的不同。

误解4：个案概念化只有一种类型，应适用于所有来访者

区分三种个案概念化的类型是有用且必要的：临时、全面和简要个案概念化。

- **临时个案概念化** 这种类型的概念化是在对来访者进行初步评估时构建的。它被称为临时概念化或工作概念化，是因为它是从观察、询问和先前记录（如果有的话）中得出的推论，必定是不完整的，或者这些推论没有经过充分的是否“适合”和准确性的测试。因此，临时的个案概念化可能会随着更多的信息和推敲而变化。

- **全面个案概念化** 这种类型的概念化包括诊断构想、临床构想、文化构想及治疗构想的大部分或全部要素。虽然它可能只是从一个临时个案概念化开始，但全面的个案概念化版本能更准确地反映来访者的故事和模式，并具有足够的解释力和预测力，可以合理地指导治疗实施和效果变化。当来访者出现由人格病理引发或加重的症状和功能受损时，也就是说其功能水平在出现当前的症状表现之前就有问题了，这种情况就需要进行此种类型的个案概念化。当来访者在维持亲密关系和工作（或学业）方面存在问题，其应对资源有限，心理韧性水平较低，对改变的准备程度有限时，也可采用这种方法。

- **简要个案概念化** 这种类型的概念化包括诊断构想、临床构想、文化构想及治疗构想的某些选定要素（如临床表现、诱发因素、模式、治疗目标、治疗干预措施）。由于包含的要素较少，所以与全面个案概念化的陈述相比，它的篇幅要短得多，也简要得多。

学习练习

假设你正在对 4 位年轻女性来访者进行初步评估。她们的年龄、受教育程度和异文化适应程度都差不多。她们都主诉在一段亲密关系破裂后“感到悲伤”。除了这些相似之处，还有一些真正的不同之处。请阅读下面的案例描述，确定每个案例是需要进行全面还是简要的个案概念化，并请提供你对每个案例的决定理由。

来访者 1：这位来访者或多或少符合适应障碍伴抑郁心境的标准。有一些回避和依赖的特征。她的心理功能水平量表（Level of Psychological Functioning Scale，LPFS）（American Psychiatric Association，2013）目前评分为 1 分，过去一年的最高评分是 0 分。在此之前，她一直成功地维持着亲密关系和工作。她的心理韧性似乎处于较高水平，在行动阶段已经做好了改变的准备。

来访者 2：这位来访者符合重性抑郁障碍的标准——单次发作和回避型人格障碍。目前，她的 LPFS 评分为 2 分，过去一年最高为 1 分。她报告说，在维持亲密关系方面有一些困难，但在工作方面没有困难。她的心理韧性似乎处于中等水平，在预备阶段做好了改变的准备。

来访者 3：这位来访者符合重性抑郁障碍的标准——复发性和回避型人格障碍。目前，她的 LPFS 评分为 3 分，过去一年最高为 2 分。她报告说，在维持亲密关系和工作方面都存在困难。她的心理韧性水平似乎很低，对改变的准备仍处在思考阶段。

来访者 4：这位来访者符合重性抑郁障碍的标准——复发性、

恶劣心境，创伤后应激障碍、边缘型人格障碍。目前，她的 LPFS 评分为 4 分，过去一年最高为 3 分。她报告说，在维持亲密关系和工作方面都相当困难，并且已经失去社会功能三年了。她的心理韧性水平似乎非常低，且还未思考要为改变做准备。

- **评论** 对于来访者 2、3 和 4，应进行全面个案概念化；而对于来访者 1，简要个案概念化就足够了，因为来访者 1 有充分的心理韧性和足够的应对资源来成功地处理人际关系和工作。这是她有生以来第一次离开支持她、关心她的家庭。最近，与她“已经订婚”的男友回家告诉她，要因为另一个女人结束他们的关系。由于无法得到家人的及时帮助，她来寻求心理咨询，“以支持我渡过难关。”

有关心理功能水平量表的描述请见第 2 章。

误解 5：所有个案概念化基本上都是相同的

实际上有三种不同的方式或方法来发展个案概念化。最常见的两种方法是：遵循结构化或基于理论的方法、使用经验法。

- **结构化或标准化的个案概念化方法** 结构化方法是基于理论的或标准化的方法。结构化方法有多种。在伊尔斯的手册中描述并说明了从动力性治疗到认知行为治疗的总共 11 种方法（Eells，2007）。这些方法的优点是，通过培训和积累经验可以保证质量和可靠性。缺点是这些方法往往比较复杂，通常需要正规的培训和相当丰富的经验才能掌握。

- **非标准化的个案概念化方法** 在日常实践中，有魄力的从业者通常会使用非标准化方法或经验法，他们即兴创作并发展了自己的独特方式来进行个案概念化。通常，这些从业者开发他们的方法是为了满足第三方支付者的实际或他们认为的需求，以此作为所提供服务的报销条件。这种方法的好处是，从业者对他们进行个案概念化的方式拥有所有权。缺点是这类方法的质量和可靠性可能不高或有限。

• **综合个案概念化方法** 一项对心理治疗专家的调查预测了个案概念化综合模型的发展（Norcross，Hedges，& Prochaska，2002）。伊尔斯在回顾当前几种个案概念化模型时指出，这些模型之间存在重叠（Eells，2007）。他提出："理想情况下，个案概念化的综合模型将体现这些重叠的内容……同时也保留每种方法的独有特征。这样一种综合模型在心理治疗培训中可能特别有用"（Eells，2007，p. 428）。伊尔斯预见了这样一种综合模型，并提供了其特征示意图（Eells，2010）。在本书中，读者将看到一个表述清晰且使用友好的个案概念化综合模型。

提高个案概念化胜任力的策略

学习和掌握个案概念化胜任力不是偶然发生的；相反，它需要有意识的计划和策略来提高这项重要的胜任力。以下是我们向教学和督导对象推荐的六步循证策略。

• **了解形成高水平个案概念化的必要条件** 本章介绍了个案概念化的几个要素。如果仅仅在个案概念化中包含所有或大部分要素就足以使其成为一个优秀的概念化，那是极好的，而现实是不仅仅需要包含这些要素。有学者已经描述了评估概念化的其他标准，如全面性、连贯性、语言准确性，以及构想主题和治疗计划的阐述详尽程度（Eells，2010）。同样，研究还反映了个案概念化的指标或专业知识。研究表明，尽管受训者的临床构想比有经验的治疗师质量更高，但专家治疗师比有经验的治疗师或受训者的个案构想更全面、系统、复杂、详尽（Eells & Lombart，2003；Eells et al.，2005）。附录中包括一份个案概念化评分表，用于评估个案概念化的质量。

- **消除有损个案概念化价值的误解** 本章前面的内容讨论并澄清了关于个案概念化的5种常见误解。你需要认识到这些或其他误解是否限制了你掌握这一胜任力的动力和能力，然后消除误解的影响。

- **在学习这项胜任力时进行刻意练习** 刻意练习对于学习和掌握个案概念化胜任力至关重要（Caspar，Berger，& Hautle，2004）。刻意练习包括对特定要素或个案概念化因素的重复练习，直到掌握为止。理想情况下，刻意练习将作为一种学习策略纳入研究生培训计划，同时由在构建、实施和评估个案概念化方面具有足够专业知识的教师和督导提供系统的学习和指导。

- **对你的个案概念化寻求反馈** 不断向受训者提供及时而准确的反馈，对于提高其个案概念化胜任力至关重要。受训者在构建、改善和阐述个案概念化时，需要密集而系统的反馈，尤其是这些反馈要与实践相结合。由于往往缺乏这种反馈，所以需要有意地将其纳入致力于培养这种胜任力的心理健康培训计划中（Caspar，Berger，& Hautle，2004）。

- **学习和回顾各种个案概念化，特别是范例** 持续学习个案概念化的范例可以极大地帮助学习和掌握这一胜任力。本书包括25个全面个案概念化，可以作为高水平个案概念化的范例或模板。阅读、学习、讨论、提问、比较或对比这些和其他临床上有用的个案概念化的例子，以便充分理解它们的结构、解释力和预测力，然后模仿这些范例。

• **学习个案概念化的综合方法并经常练习** 结构化和基于理论的个案概念化方法提供了独特的标志性要素，可以增加或减少具体案例的解释力和预测力。受训者和从业者面临的挑战是确定哪些结构化的概念化要素最“适合”某个具体案例。然而，试图全面掌握多种结构化方法的使用，可能反而会限制这些方法的充分运用。另一方面，与非综合方法相比，结合各个结构化方法（如认知行为治疗、动力性治疗或阿德勒疗法）关键要素（即易感因素、治疗重点、治疗策略及治疗干预措施）的综合方法，可以提升个案概念化的解释力和预测力。如英文版前言中所述，这里所描述和说明的方法具有整合性，正是本书的独特贡献和临床价值之所在。

五个临床案例

本节包含五个临床案例的背景信息，后续章节将会引用并分析这些案例。这些案例代表了不同年龄、性别、种族、模式及问题表现的来访者。第 2~4 章将引用其中的一些案例来说明不同的观点。第 6~10 章呈现了所有五个案例的简要版本，然后从不同角度对每个案例进行了详细的个案概念化：生物心理社会学、认知行为治疗、限时动力性心理治疗、阿德勒疗法、接纳与承诺疗法。这些章节还提供了练习，以便读者可以练习从这些不同角度构建个案概念化的关键要素。

案例 1：格里

格里是一名 35 岁的女性行政助理，非洲裔美国人，单身、独居，在抑郁心境发作 3 周后，由公司的人力资源总监转介来进行评估和治疗。她的其他症状还包括精力不济，明显兴趣减退，失眠，注意力难以集中，越来越社交隔离。在被转介前，她已经有 4 天没来上班了。由于公司计划增聘另一位高级主管，格里的主管和她讨论了她的升职安排，即格里将被调离原本相对紧密的工作团队。她在这个团队工作了 16 年，并担任了 6 年的行政助理，而她将成为新聘用的销售副总裁的高级行政助理。格里报告说，她的父母健在，她还有一个弟弟。她一直认为父母偏爱弟弟，甚至是溺爱他。她回想起自己曾被父母批评，被同龄人和弟弟嘲笑。她说，多年来她很少或根本没有与父母或弟弟联系，她没有过长期的恋爱关系，也没结过婚。她从当地一所社区大学毕业后，一直在同一家公司工作。她承认很难信任别人，只有一位真正信任的朋友，是她公司里一位年长的女士。这位女士非常支持她，从不评判她。她没有接受过任何个体或家庭治疗，并表示这是她第一次见心理健康专家。

案例 2：安东尼

安东尼是一名 25 岁左右的非洲裔美国海军海员。他是一名才华横溢的海员，但脾气暴躁，最近动不动就对船员大打出手。他声称最近一次打架是因为种族动机，之后他的指挥官对他进行了罚款和降级处分，然后要求他接受基地精神科医生的心理咨询。安东尼起初拒绝与精神科医生合作，但经过一段时间对医生的考验后，安东尼同意了合作。他讲述了童年早期的痛苦经历，父亲被愤怒的女友杀害，他的母亲是父亲的另一个女友，而母亲是在监狱里生下了他（母亲因贩毒被判刑）。之后，他被寄养在一个非洲裔美国人家庭，在那里他经常被忽视，并被养母虐待（情感、言语和身体方面），还遭受了养母成年女儿的性虐待。安东尼是家里三个被寄养的男孩之一。他们的养母居高临下地称他们三个为“黑鬼”，并要求他们满足她的一切要求。有一次，养母把他打得不省人事。从那以后，只要养母在他身边，他就会采取逃跑模式，害怕地缩成一团。养母看不起他最好的朋友杰西，部分原因是在遭受性虐待后，安东尼会跑去找杰西，杰西会在情感上安抚并支持他。然而，在他 15 岁，当养母开始训斥他时，他再也无法忍受她的暴虐，他抓起她打他时用的那只鞋，威胁她。养母把他赶出了家门，让他流落街头。随后，他对自己感受到的不公正进行了猛烈抨击。根据基地的政策，心理健康诊所的治疗时间很短，最多只有 3 次。在第 3 次治疗中，精神科医生表示治疗即将结束，并鼓励安东尼去寻找他真正的家人。他强调，这是安东尼了结其问题的重要一步。安东尼愤怒地大吼，说他生命中所有的人都抛弃了他，包括杰西和现在的精神科医生。安东尼回忆说，杰西在一次便利店抢劫事件中被枪杀，当时他是一个无辜的旁观者。安东尼第一次承认了他被杰西和精神科医生抛弃的愤怒。他意识到回去找他自己家人的必要性。经过一番努力和坚持，他找到了父亲的家人和他的母亲，并且与养母及其女儿进行了对质。这里描述的人实际上是安东尼·菲舍尔（Antwone Fisher），他现在是一位杰出的诗人、作家、编剧和电影制片人。案件资料来源于他的自传和电影《冲出逆境》（Antwone Fisher）。

案例 3：玛丽亚

玛丽亚是一名 17 岁的第二代墨西哥裔美国女性，她的父母对她过去两三个月的情绪波动感到担忧，也担心她喝酒的问题，因此转介她去做心理评估。玛丽亚说，她最担心的问题是秋天去上大学还是待在家里照顾身患绝症的母亲，她对此感到矛盾。虽然父母希望她留在家里，但她的英裔朋友却鼓励她去上大学。她说自己被拉向两个不同的方向，“卡在中间”，对做出决定感到“沮丧”和“有压力”。她还感到内疚，觉得自己可能达不到一个“好女儿”应有的标准，可能会失去父母的接纳和认可。她的家庭对她来说极其重要，“我对父母有义务”。但是，她也想拓展自己的视野；可是“如果我一辈子都和家人在一起，我就会失败……我就浪费了我所有的潜力”。她曾试着和父母沟通，但他们似乎无法理解她。她很矛盾，但她又不想“让人失望”或“做出错误的决定，我会永远后悔的”。虽然她承认一度为了让自己感觉好一点会喝酒，但她否认任何其他酒精或物质的使用。

玛丽亚是两个女儿中的小女儿。姐姐高中辍学，有吸毒史，很少与家人联系。父母大约 12 年前从墨西哥移民过来，她的大家族仍在墨西哥。她和父母住在一个大都市地区的墨西哥裔社区，他们有一家小型干洗店，过着“传统的墨西哥裔美国人生活”。据说，父母会不公平地将玛丽亚和姐姐作比较，并认为如果玛丽亚做错了什么事，她的下场就会像姐姐一样。虽然他们对她过于严格，但玛丽亚认为“这是因为他们关心她”。玛丽亚会说西班牙语，有英裔和墨西哥朋友，在过去的 5 年里，她和家人没有像刚来美国时那样遭到反移民歧视。她认为自己的问题是由于“缺乏对上帝的信仰”，她说她每天都祈祷“从黑暗中被拯救出来”。玛丽亚母亲的病也影响了父亲，他坚信如果没有像玛丽亚这样的照顾者，她母亲将活不了多久。

案例 4：理查德

理查德是一名 41 岁的白人男性，他最近因离婚而感到焦虑、悲伤和愤怒，所以接受了评估。这是他的第一次婚姻，妻子是一位职业女性，曾有一次婚史并有两个孩子。他英俊迷人，魅力四射，这让他即使是高中辍学也能进入专业圈里工作。他目前独居，是一名机器操作员，经常出入夜店，他在那里“寻找完美的女人”。他报告说，他和前妻有“沟通问题”，前妻抱怨他们参加社交活动时他的唱反调让她感到难堪。在最近一次事件发生后，她告诉他想分居，并随后提出离婚。在过去的 6 年里，他换了 4 份工作，而在上一份工作中被解雇的原因是他和一位女同事发生冲突后，用拳头砸穿了墙。他是独生子，父母都酗酒，他形容父母“一直在吵架”。他曾接受过几次个体咨询，虽然他说对自己的问题有了一些认识，但他的人际关系行为并没有明显改变。

案例 5：卡特里娜

卡特里娜是一名 13 岁的混血女孩，由于最近出现抑郁症状，学习成绩差，在学校有对立行为，并和其他同学打架，她被辅导员转介去进行心理咨询。卡特里娜无意中听到母亲和姨妈的谈话，发现父亲有 8 年的外遇，这使她的攻击性行为和学业问题更加严重了。当她得知父亲外遇后生了两个孩子时，她非常震惊。她的其他困难还包括在班里与其他同学打架，经常与母亲发生冲突，在过去的 6 个月里旷课 15 天，以及对学业的兴趣下降。虽然她以前在学业上表现出色，但她现在对曾经给她带来快乐的活动，如绘画和阅读，明显失去了兴趣。卡特里娜的父亲目前住在波多黎各，与家人没有联系。卡特里娜与母亲和弟弟住在学校附近的一间小公寓里。她对现在局促的居住空间感到很沮丧，因为父亲一年前离开后，他们不得不从之前居住的独栋住宅里搬出来。

由于卡特里娜是未成年人，学校辅导员需要在首次咨询时与卡特里娜和她母亲一起谈话。卡特里娜的母亲朱莉娅说，她觉得卡特里娜不会和其他大多数人谈论她的问题，因为她不信任任何人。第一次会面时，卡特里娜说她不相信任何人，如果咨询师要告诉她该怎么做，那么她便没兴趣再参加心理咨询。在初始访谈中，卡特里娜很难进行自我暴露，朱莉娅回答了大部分的问题，有些时候当卡特里娜想努力开口时，朱莉娅就会替她说话。朱莉娅说，卡特里娜的父亲在卡特里娜的整个童年时期都非常挑剔，而且在情感上很疏远。卡特里娜还说："我并没有真正的父亲，因为真正的父亲应该照顾家庭。"她表示，她已经厌倦了老师和母亲总是强迫她做不想做的事情。

专业组织的支持与培训实践的现实

专业认证组织，如美国心理学会（American Psychological Association，APA）和美国心理咨询及相关教育项目认证委员会（Council for Accreditation of Counseling and Related Educational Programs，CACREP），在培训项目和日常实践中广泛支持个案概念化。例如，APA 指出，个案概念化对于"心理实践的有效性和提高公众健康水平"至关重要（APA Task Force，2006，pp. 271－285）。CACREP 还

要求心理咨询专业的学生学习“一种系统的方法来对来访者进行概念化”（Section 2: F.1.b.，CACREP Standards，2016，p. 12），以及“必要的访谈、咨询和个案概念化技能”（Section 2: F.1.g.，CACREP Standards，2016，p.13）。

在过去的10年中，个案概念化的研究、培训和实践都有了长足的发展，目前已有多种个案概念化的模型。尽管如此，执业治疗师与尚在受训中的治疗师可能会发现，发展和使用个案概念化的前景很困难，这种困难甚至是难以承受的。如今，受训者通常通过以下三种方式之一来学习个案概念化：①教学型研究生课程；②临床型研究生课程，即以大学为基础的实习课或实习研讨会；③实习课或实习培训点（Berman，2015）。在一些研究生心理咨询项目中，如佛罗里达大西洋大学和林恩大学的学生们将通过以上所有三种方式学习个案概念化。

然而，一些人注意到，在咨询实践中有效使用个案概念化方面，这些专业组织标准的期望与培训项目的现状之间存在差异（Ridley，Jeffrey，& Roberson，2017）。例如，许多治疗师还没完全发展出个案概念化的技能，因此在实践中存在不一致（Sperry，2010；Johnstone & Dallos，2014）。还有人认为，由于个案概念化模型众多，个案概念化的督导存在不一致性，培训点的督导师倾向于建议其被督导者使用督导师偏好的个案概念化方法，这造成了“个案概念化危机”（Ridley & Jeffrey，2017，p. 354）。他们还认为，缺乏标准化的个案概念化方法，导致了个案概念化的指南要么过于简单，要么过于复杂，进而导致了个案概念化实践的碎片化和缺乏一致性（Ridley et al.，2017；Berman，2015）。

值得注意的是，备受尊敬的个案概念化研究人员特雷西·伊尔斯（Tracy Eells）并不同意这种“危机”的描述（Eells, 2017）。幸运的是，本书采用了个案概念化的综合模型，该综合模型提供了一种整合所有基于方法的个案概念化模型的方式。这一模型和其他综合模型减少了大部分“危机”特征。然而，缺乏标准化的问题，以及培训点的督导师如何向被督导者教授个案概念化，仍然是值得关注的问题。

个案概念化的历史和术语

在结束本章之前，应该先讨论一下术语的问题。在课程、工作坊、案例研讨会、文章和图书中，你可能会听到或读到关于个案概念化（case conceptualizations）、个案构想（case formulations）、临床构想（clinical formulations）、治疗构想（treatment formulations）及诊断构想（diagnostic formulations）的内容。大多数情况下，这些名称都是作为同义词使用的。在同一段落中使用“个案构想”和“个案概念化”这两个名称，或在一本书的某章中有一节标题为“个案概念化”，但在该节内容中再也找不到这个名称，取而代之的是使用“个案构想”这一名称，这些情况并不少见。

历史上，“个案构想”曾是首选和较常用的术语或名称。事实上，“个案概念化”这个名称似乎直到2000年才被纳入专业用语。直到最近，有关精神病学和临床心理学的文章、图书中仍专门使用“个案构想”这一名称。相比之下，相当长一段时间以来，在心理咨询和心理治疗文献中几乎只使用“个案概念化”。如今，个案概念化似乎在所有心理健康学科中都占据了优势地位。因此，在概括地描述和讨论这一胜任力时，我们将使用“个案概念化”这一名称，同时保留“诊断构想”“临床构想”“文化构想”“治疗构想”等术语，作为个案概念化的具体组成部分。

总结评论

个案概念化是心理健康专业人员越来越需要掌握的最重要的胜任力之一。过去，一些专业人员以个案概念化在临床上没有用且学习起来太复杂、太耗时为由，为自己不愿发展这种能力辩解和找借口。如本章前文所述，无论是临床知识还是新兴研究都不支持这种观点。事实上，研究表明，个案概念化在临床上是有用的，代表了循证实践，并对治疗结果产生了积极影响。同样，关于个案概念化的专业知识和培训的研究也支持了正式培训的价值。在研究生课程中纳入个案概念化能力的学习，为受训者提供了展示理论结合实践的能力的机会，这可能是心理治疗培训中最不易达成的计划目标。

令人鼓舞的是，掌握个案概念化的能力正成为许多心理咨询、精神病学和心理治疗培训项目的重中之重，而且随着受训者和从业者认识到个案概念化是有效临床实践所必需的最有价值的临床能力之一，不愿意使用个案概念化的情况也正在减少（Falvey，2001）。

第 1 章　思考题

1. **运用本章开头三个版本的格里案例，解释人格、情境和文化动力及其他因素如何提升个案概念化的解释力和预测力。**
2. **描述个案概念化的四个主要组成部分——诊断构想、临床构想、**

文化构想、治疗构想，并强调其中的一些关键组成部分及其在制订适合的治疗计划中的重要性。

3. 讨论临床表现、诱发因素、模式、易感因素、维持因素等要素，以及它们在形成高水平个案概念化中的作用。

4. 解释在发展“高水平个案概念化”时，消除个案概念化的误解的必要性。

5. 比较为提高个案概念化胜任力而提供的一些策略，你认为哪些最有帮助，为什么？

参考文献

[1] Abbas, M., Walton, R., Johnston, A., & Chikoore, M. (2012). Evaluation of teaching an integrated case formulation approach on the quality of case formulations: Randomised controlled trial. *The Psychiatrist*, *36*(4), 140–145.

[2] American Psychological Association Presidential Task Force on Evidence-Based Practice. (2006). Evidence-based practice in psychology. *The American Psychologist*, *61*(4), 271–285.

[3] Berman, P.S. (2015). *Case conceptualization and treatment planning: Integrating theory with clinical practice* (3rd ed.). New York, NY: Pearson.

[4] Binensztok, V. (2019). *The influence of reflective practice on the case conceptualization competence of counselor trainees* (Doctoral dissertation). Florida Atlantic University, Boca Raton, FL.

[5] Caspar, F., Berger, T., & Hautle, I. (2004). The right view of your patient: A computer-assisted, individualized module for psychotherapy training. *Psychotherapy: Theory, Research, Practice, Training*, *41*(2), 125–135.

[6] Council for Accreditation of Counseling & Related Educational Programs 2016 Standards. (2016). 2016 CACREP standards. Retrieved from http://222.cacrep.org/for-programs/2016-cacrep-standards/.

[7] Cucciare, M., & O'Donohue, W. (2008). Clinical case conceptualization and termination of psychotherapy. In M. O'Donohue & W. Cucciare (Eds.),

第 2 章

评估和诊断构想

评估是形成个案概念化的先决条件，而全面的评估对于形成合格且在临床上有用的个案概念化至关重要。

评估可以组织个案概念化的内容，聚焦治疗目标，澄清对什么可以改变、什么需要改变的期望，然后明确来访者和治疗师在改变过程中的角色（Sim，Gwee，& Bateman，2005）。诊断构想是个案概念化的四个组成部分之一，它基本上是对来访者的临床表现、诱发因素和模式的评估，描述了来访者的情况并回答了“发生了什么”的问题。诊断构想既反映了诊断评估，也反映了临床评估。

本章强调的诊断构想是建立在充分的诊断评估和临床评估基础之上的。本章首先介绍了诊断评估和临床评估，然后对诊断构想进行了描述和说明。最后，介绍了综合个案概念化模型中模式的核心地位。在本章和后续章节中，我们的假设是，虽然评估会影响个案概念化的所有组成部分，但个案概念化也会影响并指导评估过程。

诊断评估和临床评估

请思考以下情况：

一位治疗师评估了两位表现出高度社交焦虑和回避的来访者。两人都不善于与他人沟通，两人都更喜欢独处，而不愿参与社交活动。诊断评估表明，两位来访者都符合《精神障碍诊断与统计手册》（第5版）（DSM－5）中相同疾病的诊断标准。但是，除了这个共同的诊断之外，他们的治疗计划却非常不同。原因是临床评估（在这个例子中，是指认知行为评估）提供了截然不同的结果。其中一位来访者缺乏社交技能，说话声音轻且吞吞吐吐，不善于倾听，别人往往会忽视他说话或对他的说话方式做出负面评价。临床评估显示他有明显的行为缺陷。相应地，他的治疗方案更加注重行为，强调社交技能训练。相比之下，另一位来访者倾听能力较好，能充分沟通，其他人往往对他也有好感。他的问题不在于有技能缺陷，而在于他认为自己缺乏社交技能。因此，他对说错话和被羞辱有预期性恐惧，也更可能会忽略别人对他的积极评价。他的治疗方案应更注重认知，强调来访者的适应不良信念。经过12次量身定制的治疗，两位来访者的症状都已消失，并且提升了他们的社交能力。

如果对这两位来访者的治疗主要是基于他们共同的DSM－5诊断（许多治疗计划图书和软件程序都是基于这种方法），可能就不会取得积极的治疗结果。问题的关键是，诊断评估和临床评估有很大的不同，有效和有能力的从业者会假设每位来访者都是独特且具有多面性的。因此，他们会对来访者进行仔细的评估和概念化，然后针对他们的独特性量身定制干预措施。

诊断评估

诊断评估是对来访者和影响来访者的当前环境及成长背景的重点评估。该评估的目的是找出以下问题的答案：是什么导致了来访者的困扰、痛苦和（或）功能减退，使得来访者为此寻求治疗帮助？通常来说，来访者和治疗师初次会谈的前 30~40 分钟内就可以完成一个相对完整的诊断评估访谈。然而，完成这样一个评估也可能需要更长的时间，这取决于来访者以前的病史和治疗情况、放松程度和对治疗师的信任感、语言能力，以及其他心理和文化因素。

诊断评估的重点是收集与治疗过程和结果相关的来访者信息。这包括有关来访者当前问题的资料，当前的功能和精神状态，社会、文化、发展、病史及健康行为，尤其是来访者给治疗带来的期望和资源。由于文化认同、异文化适应程度和文化解释模型等文化因素会影响治疗过程，所以确定这些因素是极其重要的。

诊断评估的价值不容低估。它可以帮助治疗师即时考虑临床问题：来访者的表现主要是精神病性、非精神病性，还是人格障碍问题？来访者的问题是否严重到需要立即干预，如住院治疗？本质上，诊断评估是一种现象学描述，是根据诊断标准对来访者进行的横断面评估。

- **心理功能水平量表**（Level of Psychological Functioning Scale，LPFS）是 DSM-5 中用于快速准确地判断是否存在人格障碍的一种评估方法。它评估了 DSM-5 人格障碍替代模型中人格功能的四个维度：身份认同（identify）、自我引导（self-direction）、共情（empathy）、亲密感（intimacy）。人格功能这四个维度的受损程度是按照功能和受损的五个水平进行连续评级的，其中 0=几乎没有或没有损害；

1=一些损害；2=中度损害；3=重度损害；4=极重度损害。中度或更严重的损害是诊断人格障碍的必要条件（Sperry，2016）。该量表在中译版《精神障碍诊断与统计手册》第三部分第762~764页（American Psychiatric Association，2013）。

临床评估

虽然诊断评估有助于根据来访者的症状和行为做出符合DSM-5标准的诊断，但仅是诊断并不能提供对来访者的深入了解。标准的诊断评估无法识别人格动力，也无法识别激活这一系列特定症状的关系动力。它无法说明这些症状出现的原因或方式，也无法说明是什么维持了这些症状。而临床评估则可以提供这样的理解。因此，临床评估，也被称为基于理论的评估，是综合评估策略中一个很有价值的组成部分。下面介绍了五种这样的评估方法。

- **生物心理社会学评估** 生物心理社会学评估侧重于识别相关的生物因素、心理因素和社会因素。一个因素的相关性取决于它能在多大程度上解释来访者的症状和功能。生物因素包括健康史、健康状况、物质使用（酒精、违禁药物、尼古丁、咖啡因）。心理因素包括适应的和适应不良的信念、情绪和情绪调节、过度行为和行为缺陷，以及技能缺陷。社会因素包括家庭动力、朋友、社会支持、环境因素及工作要求。
- **认知行为评估** 基于理论的评估中收集的信息类型根据具体的理论取向而有所不同。例如，基于认知行为治疗（CBT）的评估强调认知和行为。它侧重于这样的问题（Ledley，Marx，& Heimberg，2005）：哪些特定的适应不良想法或信念导致了来访者出现特定的情绪和行为问题？这些有问题的情绪和行为又是如何反过来维持了适应不良的想法和信念？评估此类临床信息对于发展基于 CBT 的个案概念化至关重要。

• **动力性评估** 在动力性取向的方法中，如限时动力性心理治疗，探究的重点更可能是引出一个故事或叙述一种反复出现的适应不良的人际关系模式，这些模式反映了功能失调的心理工作模型及其在治疗联盟中的再现（Binder，2004；Binder & Betan，2013）。因此，识别循环的适应不良模式，对于动力性心理治疗个案概念化和提供治疗重点至关重要（Levenson，1995）。

• **阿德勒疗法评估** 在阿德勒疗法评估中，重点是识别生活方式信念，即适应不良的信念和图式，以及家庭模式和动力。这些可以通过唤起早期回忆、家庭系统排列和其他生活方式信念的指标等评估手段来完成（Dinkmeyer & Sperry，2000）。这些信息对于构建阿德勒疗法个案概念化至关重要。

• **接纳与承诺疗法评估** 接纳与承诺疗法（acceptance and commitment therapy，ACT）中的评估包括通过六个过程来评估来访者的心理灵活性。觉察当下、价值观、承诺行动、以己为景、认知解离及接纳，构成了心理灵活性模型。例如，在评估觉察当下时，治疗师会评估来访者与当下建立联系和发挥功能、而不会被他们不可改变的过去或不可知的未来“钩住”的能力。另一方面，在认知解离评估过程中，治疗师会评估来访者觉察自己想法和感受的能力，而不是“跟随”自己的想法和感受行事。

综合的、以模式为中心的评估

最后，在本书的基础——综合模型中，评估是以模式为中心的。这意味着临床评估的主要重点是模式识别，而主要治疗结果是模式改变（Sperry et al.，1992；Sperry，2005，2010）。模式识别是指识别来访者出现症状或困扰的顺序、诱发因素或触发点及其激活后的模式，以及所导致的来访者的反应。个案概念化的核心是来访者的模式，治疗将努力把来访者的适应不良模式转变为更具适应性的模式。

诊断构想

诊断构想是对来访者的临床表现和诱发因素的描述性评估，反映了来访者的模式。它回答了“发生了什么”的问题。这是一种现象学描述，也是对来访者特有情况和模式的横断面评估。这种构想既基于诊断评估，也基于临床评估。

诊断构想的关键要素

- **临床表现** 是指来访者对诱发因素的特征性反应。临床表现，也被称为表现出的问题，包括症状的类型和严重程度、个人和关系的功能或损害，以及病史和病程；还包括医学和 DSM 诊断。

- **诱发因素** 是指激活导致当前问题或困扰的模式的触发因素或应激源。另一种说法是，诱发因素是与症状、痛苦想法或适应不良行为的发生相吻合的先决条件。可以通过考虑问题或困扰开始时和首次表现时存在的因素来识别诱发因素：在哪里发生的，什么时间，谁在那里，说了什么，做了什么，接下来发生了什么，等等。

- **模式** 是对来访者特定的感知、思考和反应方式的简洁描述。模式将来访者的临床表现与诱发因素关联起来，使来访者的情况变得合理。模式是由来访者的易感因素驱动的，反映了来访者的维持因素。模式可能是适应性的，也可能是适应不良的。适应性模式反映了灵活、适当和有效的人格类型，也反映了个人和人际交往的能力。相反，适应不良的模式往往是不灵活、无效和不适当的，并会导致症状、个人和关系功能的损害，以及长期的不满。如果适应不良的模式造成了严重的痛苦或损害，则可能被诊断为人格障碍。

模式可能是针对特定情境的，也可能是纵向的。特定情境的适应不良模式是一种仅针对当前情境的特定解释。另一方面，纵向模式是一种对当前和以前的情况都适用的解释。换句话说，它反映了一种终身模式，可以为来访者的情况提供合理的解释或一系列原因（Sperry et al.，1992；Sperry，2005，2010）。

下面的案例说明了这些模式之间的区别。

杰克是一名 13 岁的非洲裔美国男孩，在过去的 3 个月里，他对母亲表现出极度的愤怒和不尊重。包括有两次他对母亲进行身体威胁，之后法院命令他接受愤怒管理咨询和家庭咨询，但这两种方法对他的行为影响甚微。他母亲的担心是可以理解的，她要求法院让杰克接受住院治疗。在对其母亲的请求采取行动之前，法官将杰克转介给临床心理学家进行全面的生物心理社会学评估。评估发现，杰克的威胁行为的主要诱发因素是母亲在他的房间里翻找毒品，撕毁了杰克创作的乐谱，并声称“我不希望你像你哥哥一样”。他的哥哥是一名摇滚乐手，曾因贩卖和分发可卡因而被关进州监狱。而杰克想成为一名主吉他手，像哥哥一样创作音乐。

然而，杰克不吸毒，从来没有尝试过毒品，他房间里或任何其他地方都没有毒品。他的继父则站在母亲一边，诋毁杰克在音乐创作方面的努力，并拒绝为他支付私人音乐课的费用。除此之外，杰克对父母相当尊重，在学校的表现也相对不错，其他同龄人、学校工作人员和临床医生也都没有发现他存在其他过激行为。值得注意的是，杰克爆发愤怒是有选择性的，只针对他的母亲，尽管学校里和邻居中年龄较大的青少年会嘲笑他，杰克都能控制自己的愤怒。换句话说，没有迹象表明杰克的愤怒爆发是一种持续的、普遍的模式。鉴于这是一种情境特定模式，治疗师计划采取保守的治疗策略。其中包括与父母进行两次会面，在此期间，治疗师告知父母杰克的模式是针对特定情境的，并指导他们如何消除诱发因素，即翻遍杰克的房间并撕毁他的乐谱这件事。治疗师还帮父母找到一些与杰克接触的方法，这些方法不那么挑衅、更滋养，但也很坚定。如果没有这些诱因，他们的关系就会更像杰克在学校里的关系一样。如果这被证明是有效的，目前就不需要进一步的个体或家庭治疗。如果效果不佳，则会考虑采取其他干预措施。事实上，对家长的指导是有效果的。

• **评论** 本案例表明了特定情境和持续普遍模式之间的区别，以及在得出临床有用的个案概念化时进行全面评估的重要性。它证明了准确评估诊断构想的关键要素（临床表现、诱发因素和模式）的重要性。此外，它还说明了如何基于诊断构想形成治疗计划，以及减少和消除诱发因素（母亲的挑衅行为）是如何带来临床表现（杰克的可预见的行为）的减少的。

图 2.1 直观地表现了诱发因素、模式和临床表现之间的关系，

表 2.1 列出并简要定义了诊断构想的要素。

诱发因素 ---------------->[模式]----------------> 临床表现

图 2.1 诱发因素、模式和临床表现的关系

表 2.1 诊断构想的要素

要素	定义
临床表现	当前的问题以及对诱发因素的特征性反应
诱发因素	激活一个人的模式并导致其当前问题的触发因素
适应不良模式	不灵活且无效的感知、思考和行为方式

构建诊断构想：格里的案例

本节说明了一个具有胜任力的治疗师是如何在初始访谈中开始构建个案概念化的。我们在第 1 章介绍了格里的案例。简而言之，格里是一名 35 岁的单身非洲裔美国人，因为长期缺勤而被转介去接受治疗。以下是第 1 次治疗中的部分记录片段。这次治疗包括诊断评估（明确诊断、确定安全问题、识别治疗注意事项）和临床评估（确定适应不良模式并构建诊断评估）。读者会注意到，治疗师的问询路线是在个案概念化的指导下进行的，因为治疗师询问并引出了关于诊断构想要素的信息。

治疗师：据我所知，是你公司的人力资源主管希克斯女士把你转介给我的。你怎么看为什么我们今天会有这个会面？

来访者：她想让我来见你，因为我最近感觉不太舒服。

治疗师：你哪些方面感觉不太舒服呢？

来访者：过去3个星期里，我一直感到很难过。而且，我想这对我的工作影响很大。我没什么积极性，也不想参与任何事情。

到目前为止，**临床表现**已经知道了，或者至少知道了一部分。然后，治疗师会将重点放在识别**诱发因素**或触发事件上。

治疗师：所以这一切大约是从3周前开始的？

来访者：是的。

治疗师：当时发生了什么？

来访者：我的主管说销售副总裁办公室有一个高级行政助理的职位空缺。她说她推荐了我做这个工作，一周后我要准备搬去行政层。（停顿）我最不愿意做的事就是换到另一个办公室，为一个我不认识的人工作。（呼气和叹气）即使有升职加薪的机会。

治疗师：听起来这个消息对你影响很大。

来访者：是的，那一刻我的世界好像塌了一样。

治疗师：这对你来说意味着什么？

来访者：对我来说，安全感比升职加薪更重要。

治疗师听后一时有些吃惊。很多人会对升职加薪的前景感到高兴，而这位来访者的感受则恰恰相反——她变得消沉抑郁且不愿与人交往。这时，有了**临床表现**（抑郁和退缩）和**诱发因素**

(关于升职的谈话)。从这两个要素中，治疗师得出了一个暂定的**模式**，即“当她感觉到不安全时就会退缩”。这个模式是暂定的，还会根据其他的信息进行修正。其他的问询还可以确定这种模式是情境性的，还是长期存在的。

• **评论** 以下是治疗师是如何明确格里的模式的。他的提问和探究是为了确定诊断构想要素的临床价值，并在这个思路的指导下进行。在引出这些要素的过程中，他认识到格里的人际交往方向或行动是**远离他人**的。回避和退缩是非常常见的远离他人的形式。她还表示“感觉安全更重要”。然后，治疗师把这两个想法联系在一起——“退缩是为了感觉安全”。接下来，他把这种模式与诱发因素和临床表现联系在一起：谈论升职对她来说是一个重大的应激源，这导致了她的退缩和抑郁；而她似乎有一种在感到不安全时就会退缩的模式，即谈论在新的地方为新的老板工作，这两者都让她感到非常具有威胁性和不安全。

格里的诊断构想

表 2.2 总结了格里诊断构想的关键要素。

表 2.2 诊断构想：格里的案例

要素	表现
临床表现	社交隔离和抑郁症状加剧
诱发因素	她对即将升职和调离关系密切的工作小组的反应
适应不良模式	当她感到不安全时就会退缩

注：DSM 诊断为重性抑郁障碍和回避型人格障碍。

模式与综合个案概念化模型

有两个基本前提有助于理解综合个案概念化模型。第一个前提是对人格发展、精神病理和心理治疗的理解。它假设个体在不知不觉中发展出一种自我持续的、适应不良的功能和与他人建立关系的模式（人格发展）。这种模式正是来访者当前问题（精神病理）的基础。有效的治疗总是涉及改变的过程，在这个过程中，来访者和治疗师合作识别这个模式，打破它，并用一种更具适应性的模式取而代之。这种改变过程至少会产生两个结果：提升幸福感和解决来访者当前的问题（心理治疗）。

第二个前提是模式改变是个案概念化过程的核心。模式是个体思考、感受、行动、应对及保护自己的可预测的、一贯的和自我持续的风格和方式（Sperry et al., 1996; Sperry, 2006）。模式改变涉及三个过程：①识别适应不良的模式；②放弃适应不良的模式，并用更具适应性的模式取而代之；③维持适应性模式（Beitman & Yue, 1999）。图 2.2 描绘了这一模型。

模式识别 ---------------->模式改变----------------> 模式维持

图 2.2　模式改变过程模型

模式和个案概念化

模式改变过程将反映在对临床有用的个案概念化中。模式识别是阐明来访者适应不良模式的过程，属于**诊断构想**的范畴。解释适应不良模式是如何发展和维持的是**临床构想**和**文化构想**的范畴，而用更具适应性的模式取代它的计划则是**治疗构想**的领域。

关系类型、人格类型和模式

艾尔弗雷德·阿德勒（Alfred Adler）和卡伦·霍尼（Karen Horney）观察到，所有的行为都可以被理解为社交环境中的动向（movement）。可能有四种动向类型：趋近、远离、对立，或矛盾（如趋近且对立）（Sperry，2011）。这些类型的动向可以被视为关系类型。他们也代表了不同的人格类型。人格类型是在广泛的个人和社会环境中表现出来的对自己和他人的理解、联结和思考的持久模式。当这些模式是灵活的和适应性的，它们被称为人格类型；但当它们缺乏灵活性且适应不良，并导致相当大的损害和痛苦时，它们被称为人格障碍。由于模式、关系类型和人格类型整体上是相关的，所以了解来访者的动向或关系类型可以显示出他们的人格类型或障碍。

表 2.3 中列出了五个案例中的来访者姓名（这些案例在第 1 章中介绍过，并会在本书的其他部分中多次出现）与相应的关系类型和人格类型。

表 2.3　五个案例的关系类型和人格类型

案例	关系类型	人格类型/障碍
格里	远离	回避型
安东尼	对立	自恋型/偏执型
玛丽亚	趋近	依赖型
理查德	对立	自恋型
卡特里娜	矛盾：远离且对立	偏执型

模式在综合个案概念化模型中的核心性

模式和模式改变是综合个案概念化模型的核心构成部分。事实上，本书所强调的五种个案概念化方法，都强调或者接受模式的构建。例如，“循环的适应不良模式”是限时动力性心理治疗方法中的核心构成部分；“图式驱动模式”是认知行为方法的关键部分（Young，Kloske，& Weishaar，2003）。在阿德勒疗法中，生活计划或模式的名称与生活方式同义使用；而在接纳与承诺疗法中，承诺的行动和基于价值观的行为代表了适应性的模式。最后，生物心理社会学方法的特点是它具有足够的多元性，可以整合所有理论方法的结构（Sperry et al.，1992）；显然，这包括“模式”。

总结评论

准确而富有成效的综合评估，对于构建和使用个案概念化至关重要。这种评估既包括诊断评估，也包括临床或基于理论的评估。虽然许多受训者会通过询问一长串预先确定的问题来进行初始评估，但更有成效的综合评估是根据个案概念化，尤其是诊断构想进行的评估。我们说明了个案概念化如何有效地指导评估过程，从而引出了诊断构想的要素。个案概念化还可以指导临床构想和文化构想的构建。个案概念化的这两个组成部分都是下一章的重点。

第 2 章　**思考题**

1. **比较诊断评估和临床评估，并指出两者的关键组成部分。**

2. 讨论诊断评估和临床评估相结合如何可以使个案概念化更强有力，并举例说明。
3. 解释区分本章中提出的五种基于理论（生物心理社会学、认知行为治疗、动力性治疗、阿德勒疗法、接纳与承诺疗法）的评估及综合方法的一些关键要素。
4. 描述诊断构想的关键要素（临床表现、诱发因素、模式），重点是对模式的扩展讨论，以及该要素如何与整体个案概念化联系起来。
5. 讨论一些关系类型的动向，以及可能对应的常见人格类型或障碍。

参考文献

[1] American Psychiatric Association. (2013). *Diagnostic and statistical manual of mental disorders* (5th ed.). Arlington, VA: American Psychiatric Association Press.

[2] Beitman, B., & Yue, D. (1999). *Learning psychotherapy*. New York, NY: Norton.

[3] Binder, J. (2004). *Key competencies in brief dynamic psychotherapy: Clinical practice beyond the manual*. New York, NY: Guilford Press.

[4] Binder, J. L., & Betan, E. J. (2013). *Core competencies in brief dynamic psychotherapy: Becoming a highly effective and competent brief dynamic psychotherapist*. New York, NY: Guilford Press.

[5] Dinkmeyer, D., & Sperry, L. (2000). *Counseling and psychotherapy: An integrated, individual psychology approach*. Upper Saddle River, NJ: Prentice Hall.

[6] Ledley, D., Marx, B., & Heimberg, R. (2005). *Making cognitive-behavioral therapy work*. New York, NY: Guilford Press.

[7] Levenson, H. (1995). *Time-limited dynamic psychotherapy*. New York, NY: Basic Books.

[8] Sim, K., Gwee, K., & Bateman, A. (2005). Case formulation in psychotherapy: Revitalizing its usefulness as a clinical tool. *Academic Psychiatry*, *29*(3), 289-292.

[9] Sperry, L. (2005). Case conceptualization: A strategy for incorporating individual, couple, and family dynamics in the treatment process. *The American Journal of*

Family Therapy, *33*(5), 353 - 364.

[10] Sperry, L. (2006). *Cognitive behavior therapy of DSM - IV - TR personality disorders* (2nd ed.). New York, NY: Routledge.

[11] Sperry, L. (2010). *Core competencies in counseling and psychotherapy: Becoming a highly competent and effective therapist*. New York, NY: Routledge.

[12] Sperry, L. (2011). Personality disorders: A quick and reliable strategy for screening and diagnosing axis ii disorders. In H. Rosenthal (Ed.), *Favorite counseling and therapy techniques* (2nd ed., pp. 291 - 298). New York, NY: Routledge.

[13] Sperry, L. (2016). *Handbook of diagnosis and treatment of DSM - 5 personality disorders* (3rd ed.). New York, NY: Routledge.

[14] Sperry, L., Blackwell, B., Gudeman, J., & Faulkner, L. (1992). *Psychiatric case formulations*. Washington, DC: American Psychiatric Press.

[15] Sperry, L., Brill, P., Howard, K., & Grissom, G. (1996). *Treatment outcomes in psychotherapy and psychiatric interventions*. New York, NY: Brunner/Mazel.

[16] Young, J., Klosko, J., & Weishaar, M. (2003). *Schema Therapy: A practitioner's guide*. New York, NY: Guilford Press.

第 3 章

解释及临床和文化构想

如第 2 章所述，临床构想是个案概念化的四个组成部分之一。它解释了来访者的临床表现，并为来访者的症状、困扰、功能水平和适应不良的关系模式的根本原因提供了逻辑解释。它回答了“为什么”的问题。文化构想同样可以为来访者的临床表现提供解释，但其解释角度与临床构想不同。它描述了文化因素对来访者的影响，并回答了“文化发挥了什么作用”的问题。文化构想为来访者的临床表现，以及文化因素对来访者的人格和功能水平的影响，提供了文化解释。本章将重点讨论个案概念化的这两个方面。文中描述了临床构想及其关键要素，并通过案例材料进行了说明。然后，又描述了文化构想及其关键要素，并通过案例材料进行了说明。作为讨论的前奏，我们简要介绍了解释和解释力，以及构建个案概念化所涉及的推理过程。本章最后讨论了在个案概念化过程中纳入创伤知情视角（trauma-informed perspective）的重要性。

解释和解释力

解释是概念化过程的核心。解释是从业者的假设（或一组假设）和理解来访者适应不良模式及其临床表现的原因的最佳猜测。个案概念化的价值，尤其是其中临床构想的部分，在于临床构想能在多大程度上准确且令人信服地解释来访者的行为、思维、理解及感受为何如此。这些构想能够充分解释某种模式的程度被称为解释力。解释力程度可能从“差”到“非常有说服力”。它似乎并不依赖于某一种特定的方法，这意味着没有一种理论方法可以最好地解释所有来访者的模式和临床表现。

随着受训者和从业者在构建个案概念化方面变得更有胜任力和信心，他们会意识到，并非每种个案概念化都能像其他个案概念化一样具有说服力。换句话说，个案概念化可能有不同程度的解释力，从低到高不等。在案例讨论会上，当受训者被问道：“该个案概念化是否能充分解释‘为什么’的问题?”而得到的回答是：“不完全能。”那么就应该讨论个案概念化的解释力，以及如果解释力较低，该如何提高解释力。

解释力是反映来自特定案例的资料与临床构想所提供的解释的准确性和“契合度”的一种功能。尽管某些治疗方法可能声称或暗示其个案概念化方法优于其他方法，但现实情况是，由于个体及其生活和相关的环境非常独特和复杂，所以没有任何一种个案概念化方法能够对所有的案例都提供最佳解释。然而，某种特定的个案概念化方法可能比另一种个案概念化模型提供更全面、更有说服力的解释，从而具有更强的解释力。

个案概念化的推理过程

形成切实可行的解释涉及两个推理过程，这是完成评估和个案概念化的核心（Sperry，2005）。它们是演绎推理和归纳推理，以及正向推理和反向推理。

演绎推理过程

演绎推理是指从一般到具体的推理。这一推理过程对于完成诊断评估和完成个案概念化的诊断构想部分至关重要。DSM-5的诊断就是演绎推理的一个例子。演绎推理的过程包括收集有关症状困扰和功能受损的资料，将这些资料按标准排序，并将这些标准与单一的诊断类别相匹配。换句话说，诊断（一般）为符合标准的症状（具体）提供了顺序和意义。例如，一名出现特定症状并符合以下标准的来访者，就符合社交焦虑障碍的诊断标准：①明显害怕暴露于他人可能的审视；②回避可能发生这种审视的情况；③明显害怕暴露于不熟悉的人面前；④面对这种暴露时表现出强烈的焦虑或恐慌；⑤认识到自己的恐惧是过度的、不合理的；⑥由于这种恐惧而出现社交隔离（American Psychiatric Association，2013）。简而言之，演绎推理过程是从一般到具体的过程。

归纳推理过程

相反，归纳推理是指从具体到一般的推理。这种推理过程在识别模式和发展个案概念化的临床、文化和治疗构想组成部分的过程中是至关重要的。可用的资料越多，如症状、社会史和发展史等，建立临床构想并对其感到有信心就越复杂，也越困难。原因在于，形成临床构想需要归纳推理。与演绎推理不同，归纳推理过程涉及从一组关于症状、功能和既往经历的看似不相关的数据中进行统合和推断，形成一个统一的概念、主题或模式，将所有不同的数据联系起来，解释来访者为什么会在这个特定的时间、特定的环境中遇到这些特定的问题。

想象一下，你正在玩一场涉及猜测的心理游戏。你会得到一系列的线索（用物品作为伪装），并被要求去猜测它们最终代表什么。首先，你会得到一个音乐播放器和一个手机充电器。你猜测它们之间的联系或共同点是“电子设备”。然后，给你一本填字游戏书。这时，找到它们的共同点就有点困难了，但经过片刻的思考，你得出结论：“娱乐和打发时间的东西。”接下来，你收到了一张地图和一瓶水。任务变得更加困难，但你推断出了一个更抽象的猜测或构想：“他们都是无生命的物体。”然后，你又得到了另外两条线索：一对父母和三个孩子。这时，你想到把所有这些物品联系在一起的概念是“家庭旅行”；但是，你并没有大声说出来，而是去寻找其他可以证实、否认或修改这个推论的信息。这里还有其他 10 条线索，包括零食、太阳镜和擦手巾。每一条线索都加强了你对“家庭旅行”的推测，因为每一条线索都与你的猜测一致或证实了你的猜测。现在，你自信地说出了你的答案——“家庭旅行”，并赢得了游戏！对许多人来说，要在 15 条或更多离散的数据中找到共同的含义，可能令人生畏，甚至抓狂。正因如此，临床理论框架可以为临床构想的发展过程提供帮助。理论框架不仅提供了一种将收集到的数据有意义地联系在一起的方法，而且还提供了一幅地图，用于在“忽略”其他数据的同时，提取和关注选定的数据片段。例如，想象一下，从业者 1（公认的心理治疗大师）的理论框架将使其引出四项数据：父母、孩子、汽车和地图，其关联的主题是“家庭旅行”。相比之下，从业者 2（一个初学的实习学生）在没有理论框架的指导下，收集了全部 15 条没有特定顺序的数据。通常情况下，在形成临床构想方面缺乏或根本没有培训和经验的学生、从业者，往往会过早地进行总结。他们可能会根据前三项数据得出答案“娱乐的东西”，并说出来，而这一推论只是部分准确。

正向推理

在构建个案概念化方面，专家与受训者和从业者的另一个不同之处在于使用正向推理和反向推理过程。正向推理是指从材料到一个或多个假设，直到获得答案。专家们更常使用这种推理形式。以下是这种推理形式的个案概念化表述：来访者报告说她对男友很生气，并提及小时候她和父亲非常亲近，父亲是个深情且被动的人。因此，她可能期望其他男性表现得像她父亲一样，而当他们不像父亲时，她就会感到困惑和愤怒。该表述从来访者提供的材料开始，并据此得出推论（Eells et al., 2011）。

反向推理

相反，反向推理是指从基于假设的答案到寻找支持材料的过程。受训者们更常使用这种推理形式。以下是这种推理形式的个案概念化表述：他很可能是边缘型人格障碍，所以他很可能在成长过程中受到过情感虐待和性虐待。该表述从推断来访者患有人格障碍开始，然后推测可能的原因（Eells et al.，2011）。简而言之，正向推理的特点是由事实到推论，而反向推理的特点是由推论到事实。

推理过程和训练

将看似不相关的材料片段综合并得出推论，形成一个聚合的模式，然后形成对临床有用的个案概念化，这一任务似乎超出了许多受训者的能力。诚然，具有分析思维和综合能力的人确实能轻松地完成个案概念化过程，分析思维和综合能力虽然是必要的，但仅有这些能力还不够。指导和实践，持续不断的实践，是必不可少的。个案概念化，特别是临床构想，是实施有效治疗计划的必需技能（Eells & Lombart，2003）。接受授课指导、督导和持续实践，是获得胜任力的最佳方式。这种胜任力也可以通过自我指导、实践、投入来获得和掌握。这就需要不断学习典型的个案概念化，并对集中归纳推理、推论、正向推理、模式识别等必要技能进行刻意练习，然后初步拟定诊断、临床、文化和治疗构想，直至达到足够的解释力和预测力水平。下一节将重点讨论临床构想。

临床构想

临床构想是个案概念化的核心组成部分，与文化构想一起将诊断构想和治疗构想联系起来。临床构想的关键要素是**易感因素**，它为来访者的适应不良模式提供了解释，并将**诱发因素**与**临床表现**联系起来。本节描述了临床构想关键要素及其与诊断构想关键要素的关系。

临床构想要素

本质上，临床构想是对来访者的易感因素、维持因素和保护因素的评估，并对来访者的模式和呈现的问题做出解释（Sperry, 2010）。本节描述易感因素和维持因素，并直观地描述了它们与模式、临床表现和诱发因素之间的关系。

- **易感因素** 也被称为病因或易感性，是导致和解释来访者的模式以及所表现问题的所有可能因素。伊尔斯将其称为构想的“起源”（Eells, 2010）。易感因素主要来源于发展史、社会史和健康史，这些为可能的易感因素提供了线索，并反映了来访者的生物、心理和社会易感因素。生物易感因素包括病史、当前健康状况、药物治疗和物质使用情况，还包括治疗史，如个人或家族中的自杀史，以及物质滥用或依赖史。心理易感因素包括内在或内心、人际关系和其他心理因素，包括智力和人格动力，如人格类型、适应不良的信念和图式、自动思维、中间信念、心理韧性、自我概念、自我控制及性格结构。心理易感因素还包括所有行为缺陷和过度行为、其他症状，以及自我管理、问题解决、沟通、关系、协商和冲突解决技能。社会易感因素包括家庭动力，如父母和兄弟姐妹的特点、互动方式、家庭秘密、受教育程度、宗教信仰、性经历，以及童年早期忽视和虐待（无论是语言、情感、身体、性或经济方面的）；还包括家庭功能水平、家庭压力、分居、离婚、同伴关系、工作压力、支持系统及环境因素。例如，识别抑郁、冲动性或特定社会和环境因素（如喝酒的朋友、生活贫困或在恶劣的环境中工作）的易感因素是非常重要的。

- **维持因素** 也被称为持久性。本质上，维持因素是指来访者的模式被来访者及其所在环境共同强化和确认的过程。维持因素的作用是“保护”或“隔绝”来访者，使其免受症状、冲突或他人要求的影响。例如，那些害羞和对拒绝敏感的人可能更倾向于独居，因为这降低了别人批评他们或对他们提出人际要求的可能性。由于这些因素的影响似乎是重叠的，有时可能很难明确某个因素是易感因素还是维持因素。这些因素可能包括技能缺陷、恶劣的工作环境、独居、他人的负面回应等。还有些时候，易感因素起着维持因素的作用。例如，一个回避风格（易感因素）的人倾向于社交隔离。为了安全而一再与他人保持距离，这个人就不太可能发展出相应的社交技能，这些技能是交友、发展自信的沟通和建立亲密关系，或参与冲突解决所需要的。由于感到孤独，并且在与他人的交往中感到不能胜任，这个人可能会在不知不觉中确认了其核心信念，即其是有缺陷的或不可爱的。
- **保护因素** 是降低发生临床疾病可能性的因素。这些因素包括：安全的依恋方式、心理韧性、有效的应对技能、积极的支持系统，以及远离虐待关系。保护因素实际上是风险因素的反面，风险因素会增加患临床疾病的可能性。风险因素包括维持虐待关系、自我伤害和自杀意念。优势与保护因素相似，是一种使人能够以有利于自己和他人的方式思考和行动的心理过程。这些因素包括专注当下、自我控制和自信心。

易感因素、模式、维持因素、诱发因素及临床表现之间的关系如图 3.1 所示（另见表 3.1）。

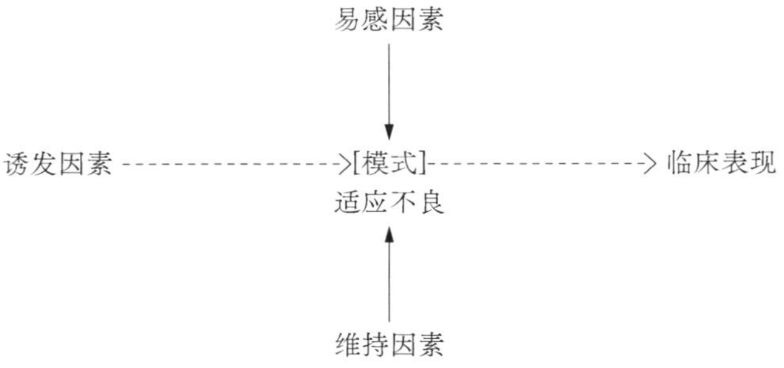

图 3.1　易感因素、模式、维持因素、诱发因素及临床表现之间的关系

表 3.1　临床构想的要素

要素	**定义**
易感因素	促成适应性或适应不良功能的因素
维持因素	激活了导致临床问题的模式的因素
保护因素	能降低发生临床疾病可能性的因素

表 3.2 中描述了格里案例的三种不同治疗方法的临床构想中的易感因素：生物心理社会学、认知行为治疗和限时动力性心理治疗。请注意这三种方法的侧重点各不相同。认知行为模型将其解释的重点限于适应不良的行为和认知上，而生物心理社会学和限时动力性模型的关注点则更加广泛。例如，生物心理社会学模型的心理维度非常广泛，可以涵盖认知行为模型的适应不良行为和认知，也包括其他心理因素，如心理韧性和自我控制。虽然限时动力性模型与生物心理社会学模型一样广泛，但它在强调人际关系和内摄，或关于自我的信念方面更为具体。

表 3.2 格里案例的临床构想

治疗方法	临床构想中的易感因素
生物心理社会学	**生物**：抑郁家族史 **心理**：羞怯、回避、不自信 **社会**：目前：回避可能受到批评、拒绝或其他伤害的情况；既往：经历过苛刻、挑剔、情感上遥不可及的父母，以及同龄人的嘲笑和批评
认知行为治疗	**适应不良的认知**：认为自己不够好，而且害怕被拒绝，认为世界是拒绝和挑剔的，但又渴望有安全的关系；适应不良图式是缺陷性和社交隔离 **适应不良的行为**：早年曾被取笑、批评、拒绝或受到其他伤害；在其认为不安全的环境中表现出害羞和回避行为，喜欢社交隔离，而不喜欢与他人交往
限时动力性心理治疗	**自我行为**：对升职感到沮丧和担忧 **他人对自己的行为**：父母、哥哥和朋友在其小时候都对她很挑剔；她有一位支持她的好朋友 **对他人反应的预期**：预期同事、朋友和家人对她有评判、挑剔和要求；预期新上司会对她的工作表现挑三拣四 **自我对自我的行为（内摄）**：认为自己不够好，经常自我批评 **互动性反移情**：从业者感到被她拉近，同时又感到被她推开

评估临床构想的解释力

本书虽然介绍了四种最常见的理论治疗方法（认知行为治疗、限时动力性心理治疗、阿德勒疗法、接纳与承诺疗法），但许多从业者会使用生物心理社会学方法或以其为基础改变而来的方法，作为个案概念化的基础。从业者使用生物心理社会学等非理论方法的一个常见原因是，他们的临床构想可以保持贴近案例的实际材料，即来访者自己的语言、想法和“解释”，而且构想可以更“综合”，包含一种或多种理论治疗方法的见解。换句话说，从业者可以不断添加易感因素，从而构建一个合理且具有高解释力的个案理论。

安东尼的案例可用于评估个案概念化中临床构想部分的解释力。你可能还记得，安东尼的表现包括暴怒和报复性质的愤怒。在他现在和过去的经历中，可以发现各种各样的诱发因素。其中包括周围人对他的嘲讽，尤其是那些他认为提出不合理或专横要求的权威人物。他还因为缺乏性经验而受到种族嘲讽和取笑。其他诱发因素还包括失去或被重要他人抛弃，比如他唯一的亲密朋友杰西，以及预期自己可能会被给他治疗的海军精神科医生抛弃。换句话说，他的适应不良模式是对被嘲讽或者面对实际或预期的丧失时进行的反击。

以下是治疗师思考临床构想的过程，目的是构建合理且具有高解释力的构想。治疗师首先考虑的可能是最明显的易感因素——安东尼普遍的童年早期虐待史。然而，我们不能简单地根据其虐待史来解释安东尼的暴怒、报复或打架行为。原因在于，许多有类似虐待史的人，经历了相同或类似的前因，但并不是都会对他人的挑衅做出攻击性和愤怒的反应。而第二个易感因素，即他被抛弃的经历，也不会大大增加解释力。原因在于，许多有类似被抛弃经历的个体，在被挑衅时并不会做出报复性反应。同样，第三个易感因素，观察和模仿其养母的虐待行为，也不能提供一个合理的令人信服的解释，因为许多其他受虐待者也观察到虐待行为，但并没有模仿这种行为。治疗师注意到，这三种易感因素有一个共同点：它们都是外部的和既往经历的描述。

然后，治疗师开始寻找内部因素。第四个易感因素的不同之处在于它反映了一种持续存在的内在倾向。这是安东尼的反击的能力和反击的经历，以及为自己感觉到的错误进行报复的经历。治疗师回忆说，安东尼温顺地“忍受”养母的虐待15年之后，他改变了自己的模式，把养母推开，并威胁说如果她再虐待他，就会伤害她。

与前三个因素一起，该因素为安东尼的行为提供了更有说服力的解释，就像1/3的受虐者后来成为施虐者一样。这四个易感因素综合在一起的解释力更高了。治疗师还考虑了另外一个易感因素，即认知行为模型中的适应不良的核心信念或图式。治疗师认为，具有缺陷性（认为自己卑微、糟糕和不受欢迎）、虐待-不信任（认为别人会虐待和羞辱自己）和惩罚性（认为其他人应该受到严厉惩罚）图式的人，可能会反击并报复那些虐待他并让他感到有缺陷的人。在引出图式信息的过程中，治疗师得出结论，这三组图式或适应不良的核心信念是确实存在的，而安东尼被虐待和抛弃的经历，以及他反击他人的能力和经验，再加上他人必须为虐待或嘲笑他而受到惩罚的核心信念，进一步增强了解释力。

该案例说明了治疗师是如何评估初步的临床构想，并引出了有关易感因素的其他材料，构建了具有更强解释力的临床构想。值得注意的是，治疗师最初使用的是生物心理社会学方法，然后转向了认知行为方法来引导他的工作，以提高他正在完善的临床构想的解释力。

文化构想

文化构想是个案概念化四个组成部分中的第三个。

鉴于文化信仰、价值观、态度及实践在来访者生活中可以发挥非常重要的作用，高效的从业者对来访者的其他文化信息往往非常敏感，并经常尝试了解更多相关信息。这些信息有助于从业者更好地了解来访者的个人应对方式和社会资源，并帮助他们探索导致来访者痛苦和困扰的各种文化问题（Hayes，2016；Ridley & Kelly，2007）。

从业者和受训者在他们的实践中发展和使用文化构想的效果如何？在一项对从业者的研究中，大多数人认为有效的实践得益于文化构想的使用。然而，很少有人真正发展或使用这些构想来指导临床实践（Hansen et al.，2006）。受训者似乎也有相似的情况（Neufield et al.，2006）。当文化敏感性越来越成为心理健康专业的规范时，培养这种基本胜任力对受训者和从业者来说不再是可有可无的，它已经或者即将成为必需的。本节对文化构想进行了定义，并描述了组成构想的四个有用的要素。然后，通过两个案例说明了文化构想的这四个要素及其对治疗的意义。

文化构想的定义

文化构想可以支持临床构想，并可为治疗重点和干预措施的选择提供依据。文化构想是对临床案例报告中“社会历史和文化因素”部分描述的文化因素和动力进行的系统回顾。它回答了“文化发挥了什么作用”的问题。更具体地说，文化构想描述了来访者的文化或种族身份认同、文化适应程度和文化解释模式（Sperry，2010）。它提供了对来访者情况的文化解释，以及文化因素对来访者的人格和功能水平的影响。此外，它是预测文化因素是否会影响个体和从业者之间的关系以及是否需要进行文化敏感性治疗的基础（GAP Committee on Cultural Psychiatry，2002）。

文化构想要素

文化构想基于四个关键的文化要素：文化认同、文化应激与异文化适应、文化解释模型，以及文化的影响与人格动力。

- **文化认同** 文化构想的形成开始于诊断性评估的过程。作为该评估中“社会和文化史”的一部分，从业者可能会引出关于来访者文化认同的信息，即被定义为某一文化或种族群体的成员的感觉。这种认同不是人口统计学上的事实，而是个人的自我评价，是他们对某个特定族群的肯定和归属感的标志，无论这个族群是他们原来的族群还是主流文化。值得注意的是，一些从中国来美国就读私立高中的青少年，很快就使用了美国的名字和身份，他们说大部分同龄人很难念出他们的中文名字。或者，一个浅肤色的海地裔美国来访者，为了远离她所认为的对海地人和非洲裔美国人的负面刻板印象，而说自己是“高加索裔美国人”。与此形成鲜明对比的是，一位古巴裔美国来访者自豪地表示，他仍然忠于自己的古巴习俗、语言和食物偏好。这种态度会影响个人的种族或文化认同。

在心理咨询实践中的文化胜任力方面，丹德烈亚和丹尼尔斯在其“尊敬”（RESPECTFUL）模型中阐述了一个多元文化框架，其中包括一系列文化因素（D’Andrea & Daniels，2001）。

RESPECTFUL：

宗教价值观（**R**eligious values）

经济/阶级问题（**E**conomic/class issues）

性别认同问题（**S**exual identity issues）

心理发展问题（**P**sychological developmental issues）

民族/种族认同问题（**E**thnic/racial identity issues）

时间顺序（**C**hronological）

创伤和对幸福的威胁（**T**rauma and threats to well-being）

家庭问题（**F**amily issues）

特殊的躯体问题（**U**nique physical issues）

语言和居住地问题（**L**anguage and location of residence issues）

同样，海斯在其“寻址”（ADDRESSING）模型中也建立了一个类似的文化框架（Hays，1996，pp. 332 - 334）。

ADDRESSING：

年龄/代际（**A**ge/generational）

残疾（发育性）（**D**isability-developmental）

残疾（后天性）（**D**isability-acquired）

宗教信仰（**R**eligion）

种族/民族（**E**thnicity/race）

社会地位（**S**ocial status）

性取向（**S**exual orientation）

本土遗产（**I**ndigenous heritage）

国籍（**N**ational origin）

性别（**G**ender）

这两种模型都提供了一个框架，从业者可以用它来指导评估过程，同时也提供了一个系统，让从业者可以完成他们自己的自我评估，评估他们自己的偏见、力量和特权，并检查这些动力是如何影响咨询过程的。美国心理咨询协会（American Counseling Association; Arrendondo & Perez, 2006）和美国心理学会（American Psychological Association, 2003）现在都强调这些文化因素，因为它们在过去是被忽视的。

- **文化应激与异文化适应** 异文化适应（acculturation）是指适应不同于自己的原生文化的过程。异文化适应是一种已知的应激源和风险因素，可以影响移民的健康和行为。这与文化濡化（enculturation）形成了对比，文化濡化是人们学习自己的原生文化的过程，包括它的语言、价值观和仪式（Barry, 1997）。适应另一种文化可能会带来问题和压力，这被称为异文化适应应激（acculturative stress）。异文化适应应激被定义为源于异文化适应的压力。它不同于日常生活中的压力，因为它涉及异文化适应的特有问题，如种族认同、歧视、文化价值观、文化语言和第二语言能力等，这些问题都会导致心理社会方面的困扰（Berry & Annis, 1974; Wu & Mak, 2012）。这样的压力在异文化适应过程中并不少见，它可以像关于肤色的种族主义言论一样显而易见，也可以是更微妙的歧视，比如在问路或在餐厅点菜时因口音或方言被盯着看。异文化适应水平的代际差异也很明显，比如移民父母的孩子比他们的父母文化适应程度更高。不足为奇的是，这种异文化适应水平的差异可能会在语言使用、约会、宵禁、职业规划，以及对总体遵守原始家庭文化仪式和价值观的期待方面产生冲突。

研究表明，心理适应不良与较高水平的异文化适应相关，社会文化适应或能力可以调节异文化适应应激的影响（Wu & Mak, 2012）。这种社会文化能力可以通过语言能力、有效的社会交往和沟通能力来提高，其中包括跨文化交际风格、规则和社会规范方面的知识与技能。

异文化适应水平可以通过自评或他评工具来评定，其中常用的是“简明异文化适应量表”（Brief Acculturation Scale; Burnam et al., 1987）。该量表由三个条目组成，采用五级评分：来访者的语言（母语还是英语）、代际（第一代到第五代）和社交活动（对朋友的偏好——母语朋友还是主流语言的朋友）。它衡量了异文化适应的三个水平：低、中和高，并由从业者根据访谈数据进行评分。

文化应激是指对来自某一文化群体的个体造成问题的任何文化社会心理事件或动力。一些应激源的例子包括，压迫、歧视、轻微攻击或出于种族动机的职场欺凌（排挤）。有可能经受文化应激的弱势群体包括：来自社会经济地位（socioeconomic，SES）较低群体的个人、残疾人、来自非主流种族和（或）民族的少数群体的个人、儿童和老年人，以及不认同自己是异性恋或顺性别的人。

- **文化解释** 来访者对他们觉得自己正在经历的问题或担忧的原因的解释，以及用来表达这些痛苦的词语和习惯用语，都非常具有启发性（Bhui & Bhugra，2004）。从业者应该常规地考虑来访者的文化解释或解释模型，即来访者关于造成他们痛苦、状况或损害的原因的理解，如“神经紧张”、灵魂附体、躯体不适、无法解释的不幸、上帝的考验或惩罚等。此外，还要了解来访者对治疗的期望和偏好，以前在他们的文化背景中的治疗经验可为治疗计划决策提供有用信息。

- **文化与人格** 形成文化构想时的另一个需要考虑的问题是文化动力和人格动力对临床表现或当前问题的影响程度。人格动力包括来访者的人格类型。从业者的任务是对文化动力和人格动力的影响力组合进行评估。

当异文化适应水平较高时，文化动力对当前问题的影响可能相对较小，而人格动力可能会产生显著影响。当异文化适应水平较低或文化应激较高时，文化动力可能会产生显著影响。有时，人格和文化动力的影响相当。这在那些期望女性依赖和从属于男性的文化中尤其常见，在这种文化中，女性来访者会表现出明显的依赖型人格。确定文化和人格动力的影响程度比例，对于确定需要进行文化敏感性治疗的程度至关重要。对受训者来说，量化文化和人格动力对当前问题的影响程度，是很有帮助的。其中一种方法是按照 1~100 的比例来列出每种动力的影响程度。例如，一个具有明显文化应激和健康人格结构的来访者可能是 90∶10，其中 90% 的变量受文化影响，只有 10% 受人格因素影响。具有明显文化应激和明显人格动力（如人格障碍）的来访者，两者的比例可能为 55∶45。表 3.3 中总结了这些要素。

表 3.3　文化构想的要素

要素	定义
文化认同	对特定族群的归属感
文化应激与异文化适应	对主流文化的适应程度；源自异文化适应的压力，包括社会心理方面的困难
文化解释	关于造成痛苦、状况或损害的原因的理解
文化与人格	文化和（或）人格动力的影响力组合

构建文化构想：例证说明

构建对临床有用的文化构想，需要基于上述四个要素。因此，对这些信息进行准确和全面的评估至关重要。以下两个案例说明了文化构想之间的差异。

在格里的案例中，她的**文化构想**的四个要素是：

(1) 认同自己是中产阶级的非洲裔美国人，种族相关议题有限。

(2) 异文化适应程度高，没有明显的异文化适应应激，即偏见；但在她的家庭体系中，性别角色偏向是重男轻女。

(3) 认为她的抑郁是由工作压力和大脑化学物质失衡造成的。

(4) 人格动力有明显影响。

与之不同，在安东尼的案例中，他的**文化构想**的四个要素是：

(1) 认同自己是非洲裔美国人。

(2) 异文化适应程度高，但有很大的异文化适应应激。

(3) 认为他的问题源于非洲裔美国寄养家庭的种族贬低和虐待，以及同龄白种人和上级的种族挑衅。

(4) 人格和文化因素的影响都明显。

简而言之，尽管格里和安东尼的异文化适应水平似乎都很高，但他们在文化应激、解释模式、人格和文化动力的影响力组合方面存在明显差异。由此推论，在与安东尼这样的来访者工作时，考虑文化敏感性治疗将是很重要的，但与格里这样的来访者工作时则不一定。

创伤与个案概念化

心理健康从业者会经常遇到这样一些来寻求治疗的来访者，

他们在近期或童年时期曾经历过创伤事件。遗憾的是，许多从业者在与这些特殊个体进行治疗工作时，常感到毫无准备和能力不足，无法将创伤知情原则融入他们的治疗中（SAMHSA，2014b）。创伤有各种各样的定义，这里将只介绍物质滥用和心理健康服务管理局（Substance Abuse and Mental Health Services Administration，SAMHSA）的定义：

> 个体创伤是由个体经历的一个事件、一系列事件或一系列环境造成的，这些事件或环境会对个体的身体或情感造成伤害或威胁到生命，并对个体的功能和心理、身体、社交、情感或精神健康造成持久的不良影响。
>
> （SAMHSA，2014，p. 7）

创伤知情原则非常适合整合到本书介绍的综合个案概念化框架中。哈里斯和法洛提出了五项创伤知情原则：安全、信任、选择、合作、赋权（Harris & Fallot，2001）。与之类似，SAMHSA 提出的创伤知情原则是：安全、可信度和透明度、协作和互惠、同伴支持、赋权、发声和选择，以及文化、历史和性别问题（SAMHSA，2014b）。

创伤知情照护原则提供了一个框架，用于在心理健康保健系统的各个方面理解与概念化创伤来访者的症状和挑战（Harris & Fallot，2001）。虽然创伤知情的方法并不假定每位来访者都经历过创伤，但它确实认识到创伤在许多寻求心理咨询服务的人中普遍存在。关于童年早期创伤经历是否会影响普遍存在的创伤觉察，最重要的研究之一是对 17 000 名参与者进行的有关童年逆境经历

（adverse childhood experiences，ACE）的纵向追踪研究；研究发现ACE与早期死亡直接相关（Felitti et al.，1998）。

最近的一项研究发现，童年逆境经历与发生冠心病、肥胖、慢性阻塞性肺病及抑郁障碍等健康问题这一结果密切相关（Merrick et al.，2019）。在该研究中，1/6的成年人（15.6%）报告至少有四种ACE，60.9%的人报告至少有一种ACE。同样，在美国进行的另一项研究中，61%的男性和51%的女性报告说，在其一生中至少经历过一次创伤或逆境经历（Kessler et al.，1999），而公共精神卫生机构的来访者中90%至少经历过一次创伤事件（Goodman et al.，1997；Mueser et al.，1998）。

创伤知情原则很容易融入本书所述的综合个案概念化模型。首先，创伤知情的个案概念化（trauma-informed case conceptualization，TF－CC），对那些曾暴露于急性创伤甚至童年逆境事件的来访者来说至关重要。以下是适用于本书所涵盖的个案概念化构想的创伤知情原则和注意事项的清单（SAMHSA，2014a）。

诊断构想

（1）充分的创伤史评估对诊断构想至关重要；ACE评估可在公共领域获得。

（2）从业者需要了解可能诱发和维持创伤反应的各类创伤和事件（自然灾害、恐怖主义、关系创伤、发展创伤等）。

（3）要了解创伤的即时和延迟反应。

（4）常见的诊断考虑包括急性应激障碍、创伤后应激障碍（post traumatic stress disorder，PTSD）、分离障碍、抑郁障碍及边缘型人格障碍。

（5）评估来访者是否有其他精神疾病史，或当前与 PTSD 共病的疾病（如物质使用障碍）。

临床构想

（1）该构想最终是为了理解创伤对来访者的影响。

（2）与创伤相关的症状可以通过各种理论来概念化。一些理论将创伤的行为反应（回避害怕的刺激）理解为对创伤事件的适应；对创伤的行为反应通常是为了减少不适感和情绪崩溃。

（3）如果与创伤相关的症状是治疗的重点，那么了解该事件对来访者的个人意义是很重要的。

（4）考虑生物心理社会风险因素如何影响当前症状和痛苦。例如：来访者是否有抑郁家族史？家族中是否几代人都有家庭暴力关系？

文化构想

（1）文化构想用于考虑在个案概念化和治疗计划过程中，文化因素是如何成为风险因素或保护因素的。

（2）评估来访者是否曾是仇视性犯罪的受害者，以及他们是否属于弱势或边缘人群；确定他们是否是文化创伤的受害者（如战争、种族灭绝、压迫、酷刑或恐怖主义）。

（3）确定 PTSD 和其他创伤相关障碍的症状在来访者的文化中是否会有不同的表现。

（4）评估有关创伤的文化信仰，以及他们对心理治疗应该包含或不应该包含的内容的期望。

（5）评估文化资源和保护因素，如教会支持、当地支持团体和与文化相关的治疗方法。

治疗构想

（1）在与近期或过去经历过创伤事件的来访者工作时，创伤知情的治疗方案是非常重要的，因为它侧重于使用特定的干预措施，并强调治疗过程的时机掌握。

（2）在使用正式的治疗策略之前，从业者将努力培养一种牢固的合作关系，强调安全、支持、赋权和选择。

（3）基础策略和自我安抚策略的使用，在帮助来访者为治疗过程做好准备时是至关重要的。

（4）从业者应在治疗过程中监测来访者的非语言沟通，不要坚持让他们谈论自己的创伤，并提供一个安全保密的会面空间，努力避免来访者在治疗过程中再次受到创伤。

（5）识别他们的触发因素和应对这些触发因素的反应。

（6）将优势、保护因素和心理韧性纳入治疗过程。例如，许多创伤受害者表示，他们与家庭和社区的联系加强了，重新定义了生活目标感，以及向对创伤受害者有积极影响的慈善事业提供志愿服务或捐款的意愿更强了。

（7）不论理论取向如何，都可以通过心理教育来传达创伤相关症状的正常化，比如对近期或既往创伤的常见反应可能包括：过度警觉、睡眠障碍、回避、饮酒增加、梦魇等。

（8）在适当的时候，帮助来访者与创伤知情同伴支持小组建立联系。

（9）一个尚不详尽的治疗方法列表包括了一些急性期方法，如心理急救，以及持续性治疗，如创伤聚焦认知行为治疗

(trauma-focused cognitive behavior therapy，TF－CBT)、认知加工治疗(cognitive processing therapy，CPT)、暴露疗法、眼动脱敏和再加工疗法（eye movement desensitization and reprocessing，EMDR)、叙事疗法及压力预防训练（stress inoculation training，SIT)。

总结评论

本章对个案概念化的临床构想和文化构想部分进行了描述和说明。这两部分都对来访者当前的问题及其模式提供了解释。随着从业者对多样性和文化问题的敏感性越来越受到重视，从业者越来越被期望构建和实施具有文化敏感性的个案概念化便不足为奇了。因此，本章强调了文化构想及其与临床构想的关系，并强调了将创伤知情视角纳入个案概念化过程中的重要性。本书的一个基本前提是，临床和文化解释越准确、有说服力，个案概念化的临床作用就越大。第 4 章强调了临床构想和文化构想对治疗构想的重要性和临床实用性。有关文化因素与心理问题相互作用的更多信息，请参见海斯（Hayes）在 2016 年出版的著作。

第 3 章　思考题

1. 描述如何使用演绎和归纳推理过程来帮助在完成评估和个案概念化过程中形成解释。
2. 比较个案概念化过程中的正向推理和反向推理。哪些培训方法有助于培养这种胜任力，哪些方法被认为是专家的专长？
3. 在一份好的个案概念化中，解释临床构想关键要素中的易感因素与模式的关系，以及这些如何将诱发因素与临床表现联系起来。

4. 为什么临床构想中会如此普遍地使用生物心理社会学这样的非理论方法？这种方法有什么优势？还有哪些替代方法？

5. 描述文化构想的四个关键要素，并讨论包含这些信息对整体个案概念化的重要性。

6. 为什么创伤知情意识在个案概念化过程中很重要？

参考文献

[1] American Psychiatric Association. (2013). *Diagnostic and statistical manual of mental disorders* (5th ed.). Arlington, VA: American Psychiatric Association Press.

[2] American Psychological Association. (2003). Guidelines on multicultural education, training, research, practice, and organizational change for psychologists. *American Psychologist*, *58*, 377–402.

[3] Arrendondo, P. & Perez, P. (2006). Historical perspectives on multicultural guidelines and contemporary applications. *Professional Psychology: Research and Practice*, *37*, 1–5. http://dx.doi.org/10.1037/07355-7028.37.1.1.

[4] Berry, J. (1997). Immigration, acculturation, and adaptation. *Applied Psychology: An International Review*, *46*(1), 5–34.

[5] Berry, J., & Annis, R. (1974). Acculturative stress. *Journal of Cross-Cultural Psychology*, *5*(4), 382–405.

[6] Bhui, K., & Bhugra, D. (2004). Communication with patients from other cultures: The place of explanatory models. *Advances in Psychiatric Treatment*, *10*(6), 474–478.

[7] Burnam, M., Hough, R., Karno, M., Escobar, J., & Telles, C. (1987). Acculturation and lifetime prevalence of psychiatric disorders among Mexican Americans in Los Angeles. *Journal of Health and Social Behavior*, *28*(1), 89–102.

[8] D'Andrea, M., & Daniels, J. (2001). RESPECTFUL counseling: An integrative model for counselors. In D. Pope-Davis & H. Coleman (Eds.), *The interface of class, culture and gender in counseling* (pp. 417–466). Thousand Oaks, CA: Sage.

[9] Eells, T. (2010). The unfolding case formulation: The interplay of description and

inference. *Pragmatic Case Studies in Psychotherapy*, *6*(4), 225 - 254.

[10] Eells, T., & Lombart, K. (2003). Case formulation and treatment concepts among novice, experienced, and expert cognitive-behavioral and psychodynamic therapists. *Psychotherapy Research*, *13*(2), 187 - 204.

[11] Eells, T., Lombart, K., Salsman, N., Kendjelic, E., Schneiderman, C., & Lucas, C. (2011). Expert reasoning in psychotherapy case formulation. *Psychotherapy Research*, *21*(4), 385 - 399.

[12] Felitti, V.J., Anda, R.F., Nordenberg, D., Williamson, D.F., Spitz, A.M., Edwards, V., & Marks, J.S. (1998). Relationship of childhood abuse and household dysfunction to many of the leading causes of death in adults: The adverse childhood experiences (ACE) study. *American Journal of Preventive Medicine*, *14*(4), 245 - 258.

[13] GAP Committee on Cultural Psychiatry. (2002). *Cultural assessment in clinical psychiatry*. Washington, DC: American Psychiatric Press.

[14] Goodman, L., Rosenberg, S., Mueser, K., & Drake, R. (1997). Physical and sexual assault history in women with serious mental illness: Prevalence, correlates, treatment, and future research directions. *Schizophrenia Bulletin*, *23*(4), 685 - 696.

[15] Hansen, N., Randazzo, K., Schwartz, A., Marshall, M., Kalis, D., Fraziers, R., Burke, C., Kerscher-Rice, K., & Norvig, G. (2006). Do we practice what we preach? An exploratory survey of multicultural psychotherapy competencies. *Professional Psychology: Research and Practice*, *337*(1), 66 - 74.

[16] Harris, M., & Fallot, R.D. (Eds.). (2001). *New directions for mental health services. Using trauma theory to design service systems*. San Francisco, CA: Jossey-Bass.

[17] Hayes, P.A. (2016). *Addressing cultural complexities in practice: Assessment, diagnosis, and therapy* (3rd ed.). Washington, DC: American Psychological Association.

[18] Hays, P.A. (1996). Addressing the complexities of culture and gender in counseling. *Journal of Counseling & Development*, *74*(4), 332 - 338. https://doi.org/10.1002/j.1556-6676.1996.tb01876.x.

[19] Kessler, R.C., Sonnega, A., Bromet, E., Hughes, M., Nelson, C.B., & Breslau, N.N. (1999). Epidemiological risk factors for trauma and PTSD. In R. Yehuda (Ed.), *Risk factors for PTSD* (pp. 23 - 59). Washington, DC: American Psychiatric Press.

[20] Merrick, M.T., Ford, D.C., Ports, K.A., Guinn, A.S., Chen, J., Klevens, J., ... Ottley, P. (2019). Vital signs: Estimated proportion of adult health problems attributable to adverse childhood experiences and implications for

prevention: 25 states, 2015 - 2017. *MMWR: Morbidity and Mortality Weekly Report*, *68*(44), 999 - 1005.

[21] Mueser, K., Goodman, L., Trumbetta, S., Rosenberg, S., Osher, F., Vidaver, R., Anciello, P., & Foy, D. (1998). Trauma and Posttraumatic Stress Disorder in severe mental illness. *Journal of Consulting and Clinical Psychology*, *66*(3), 493 - 499.

[22] Neufield, S., Pinterits, E., Moleiro, C., Lee, T., Yang, P., & Brodie, R. (2006). How do graduate student therapists incorporate diversity factors in case conceptualizations? *Psychotherapy: Theory, Research, Practice, Training*, *43*(4), 464 - 479.

[23] Ridley, C., & Kelly, S. (2007). Multicultural considerations in case formation. In T. Eells (Ed.), *Handbook of psychotherapy case formulation* (2nd ed., pp. 33 - 64). New York, NY: Guilford Press.

[24] Sperry, L. (2005). Case conceptualization: A strategy for incorporating individual, couple, and family dynamics in the treatment process. *The American Journal of Family Therapy*, *33*(5), 353 - 364.

[25] Sperry, L. (2010). *Core competencies in counseling and psychotherapy: Becoming a highly competent and effective therapist*. New York, NY: Routledge.

[26] Substance Abuse and Mental Health Services Administration. (2014a). *SAMHSA's concept of trauma and guidance for a trauma-informed approach*. Retrieved from https://s3.amazonaws.com/static.nicic.gov/Library/028436.pdf.

[27] Substance Abuse and Mental Health Services Administration. (2014b). *Trauma-Informed Care in Behavioral Health Services. Treatment Improvement Protocol (TIP) Series, No. 57*. Center for Substance Abuse Treatment. Rockville, MD: Substance Abuse and Mental Health Services Administration. Retrieved from https://www.ncbi.nlm.nih.gov/books/NBK207201/.

[28] Wu, E., & Mak, W. (2012). Acculturation process and distress: Mediating roles of sociocultural adaptation and acculturative stress. *The Counseling Psychologist*, *40*(1), 66 - 92.

第 4 章

治疗计划和治疗构想

以下问题反映了受训者在与来访者工作时最常见的两个担忧："我该说什么？""我该怎么做？"这些问题虽然合乎逻辑，但很快就会让受训者迷失方向，偏离正轨，这在受训者缺乏准确的认知地图引导时很常见。要制订准确的认知地图来指导治疗过程，受训者首先必须具备**聚焦**的能力，也就是在倾听和观察时，要知道自己的注意力应该集中在哪里。受训者可以问自己和督导师的一个最有用的问题是："当我和来访者交谈时，我应该注意什么，听什么？"区分大师和普通从业者的神奇之处，正是他们各自关注和聚焦的是什么。受训者越聚焦，他们就会成为越好的从业者。高效的从业者会在他们的职业生涯中不断发展和完善这项艺术和胜任力，所以受训者不要期望会立刻掌握这一胜任力。个案概念化关于治疗艺术和聚焦能力的技术术语，包括"评估聚焦"，这是诊断构想的核心——模式识别；也包括"治疗聚焦"模式改变，这是治疗构想和治疗过程的核心。

本章讨论了个案概念化中治疗构想的组成部分。首先介绍治疗构想的要素，然后强调治疗重点和治疗策略，并重点介绍8种基本治疗策略。然后，介绍发展治疗构想的指南，以便制订量身定制的治疗。由于量身定制的治疗应体现文化敏感性，所以介绍了三种文化敏感性治疗。最后，介绍了选择治疗方法的指导原则。

治疗构想

本节将介绍治疗构想的要素，并将着重介绍治疗重点和治疗策略。

治疗构想要素

- **治疗目标** 是来访者期望在治疗中实现的具体结果，也被称为治疗目的。治疗目标形成治疗师和来访者共同工作的基础。临床上有用的治疗目标是可测量的、可实现的和现实的。只要是双方同意的、来访者理解的、承诺的，并且相信它们是可以实现的，那么这些目标就是有效的。目标可以是短期的，也可以是长期的。典型的短期目标包括减轻症状、增强关系功能、恢复基础功能及重返工作岗位。例如，治疗目标可以是减少并最终消除抑郁症状或强迫性检查和计数行为。一个常见的长期目标是模式改变，包括人格改变。以人格和模式特征为重点的长期改变，也被称为二阶改变。简而言之，治疗目标就是治疗的既定结果，用旅程的隐喻来说，治疗目标就代表了目的地。

- **治疗重点** 是指核心的治疗焦点，它为治疗提供方向，旨在用更适应的模式取代适应不良的模式。如今，治疗重点越来越重要，因为治疗的方向已经从“跟随来访者的引导”这种非指导性的格言，转变为“证明积极的治疗结果”这种基于责任的格言。“有大量令人信服的实证证据表明，治疗师持续追踪治疗重点的能力与积极的治疗结果有关”（Binder，2004，p. 23）。治疗重点不仅为治疗提供了方向，而且还“在计划和实践治疗中充当了一种稳定的力量，因为它可防止治疗随风转舵”（Perry，Cooper，& Michels，1987，p. 543）。与大多数受训者和许多从业者不同，高能力和高效的从业者擅长建立和保持有成效的治疗重点。

在我们的综合个案概念化模型中，治疗重点是一个关键要素。在旅程的隐喻中，治疗重点代表了地图或全球定位系统（Global Positioning System，GPS）上指示的最佳路线。确定治疗重点象征着“步入正轨”，而保持治疗重点则代表着“坚持正轨”。这个治疗重点的隐喻在临床上非常有用，因为它提醒着从业者不断回答这个问题：“现在最好的治疗方向是什么？”

在处理来访者的情况时，从业者至少可以采取三种不同的方向或途径：①提出一系列事实性问题，希望找到“正确”的方向；②自由发挥，跟着对话内容走，即“跟随来访者的引导”；③目的地导向，即治疗目标。受训者通常会选择第一或第二种方式，或两种方式都选择，而很少会选择第三种方式，即对各种情况进行治疗性处理并产生改变。

受训者常见的一种情况是在与来访者的无效讨论中迷失方向或偏离轨道。例如，一位来访者报告说，她本打算完成双方商定的家庭作业，但最后却做了别的事情。然后，受训者就此情况问了几个事实性的问题。在收集相关情况的更多数据时，受训者不知不觉地与来访者找借口、不采取行动的适应不良模式形成了共谋。找不到借口后，来访者转移到了另一个话题，说她昨天真的很沮丧（或焦虑），然后受训者又开始沿着第一或第二条轨道继续前进。很快，治疗结束了，没有取得任何进展，也没有产生任何改变。

不过，受训者和从业者也可以选择第三条轨道。如果他们以特定的治疗方法为指导，那么“方向”问题就已经得到了回答，并给出了如何治疗性地处理特定情况的具体指南。例如，在与未能完成约定的家庭作业的来访者工作时，认知行为方法的方向很明确：关注由来访者的适应不良信念或行为引发或加剧的困难情境。在这里，从业者从个案概念化中想到，来访者的核心信念是她不够好、没有价值。她的一个中间信念是，如果她尝试但失败了，她就会觉得自己毫无价值，所以她不去尝试。因此，来访者没有做作业，反而找借口，就不足为奇了。在个案概念化的指导下，从业者可以对由家庭作业情境激活的适应不良信念进行治疗性的处理。从业者知道有一个治疗重点可以遵循。然而，从业者仍然必须决定是否要遵循这一指导。

表 4.1 中列出了本书中涉及的五种治疗方法的治疗重点指示。

表 4.1　五种治疗方法的治疗重点

治疗方法	治疗重点
生物心理社会学	由生物、心理和（或）社会文化易感性引发或加剧的困难情境
认知行为治疗	由适应不良信念和（或）行为引发或加剧的困难情境
限时动力性心理治疗	由循环的适应不良模式引发的困难的人际关系状况
阿德勒疗法	由错误信念和（或）挫折引发或加剧的困难情境
接纳与承诺疗法	通过探索灵活性过程和扩展行为模式来减少持续回避与心理僵化

• **治疗策略**　是针对特定干预措施的行动计划，以实现更具适应性的模式。该计划包括放弃适应不良的模式，并以更具适应性的模式取而代之，然后保持这种模式。用旅程的隐喻来说，治疗策略代表选择一条合适的路线和一辆能够安全、及时到达目的地的车辆。例如，要在三天内从纽约开车到洛杉矶，选择一辆城镇汽车或轿车走州际公路，要比选择一辆摩托车或小型跑车走乡村高速公路更合适。

最常见的治疗策略包括诠释、认知重构、替代、暴露、支持、心理教育和社交技能训练、药物治疗及矫正性情感体验。通常，这些治疗策略中的一种或多种与特定的治疗方法相关。例如，内省和矫正性情感体验与动力性方法有关，而认知重构、暴露和技能培养与认知行为方法有关。不过，也有人主张可以利用一系列治疗策略来实现治疗目标。例如，宾德指出，在动力性心理治疗中，与认知行为方法相关的治疗策略对于实现某些来访者的治疗目标可能是有用且必要的（Binder，2004）。

（1）诠释：是对来访者的想法、行为或情绪与其潜意识感受或想法之间联系的假设或猜测。诠释可以完全聚焦于当前的情况，称为动力性诠释；也可以是现在和过去之间的联系，称为起源性诠释（Greenson，1967）。在这两种情况下，来访者都可以获得一个新的参考框架，并对自己和自己的生活有更深的理解。它们超越了来访者的显性话语，提供了新的意义或解释（Beitman & Yue，1999）。内省是精神分析心理治疗的核心，是通过以下顺序实现的：澄清→面质→诠释→澄清→面质→诠释，以此类推。“修通”是重复这个顺序的过程，直到诠释被接受并内化。显然，诠释是这个过程的核心。虽然诠释主要与动力性方法相关，但诠释也会用于其他各种方法，包括荣格疗法、存在主义治疗、女性主义治疗及阿德勒疗法。动力性方法中的诠释提示了过去和现在之间存在因果关系，但在阿德勒疗法的诠释观点中，从业者将“过去和现在联系起来，是为了指出适应不良的生活方式的连续性，而不是为了证明因果关系”（Mosak，2005，p. 74）。

（2）认知重构：是一种基本认知策略，用于帮助来访者识别、挑战和矫正适应不良或歪曲的信念，使其更具适应性（Meichenbaum，1977）。认知重构通常被认为是使用认知行为策略的第一步。它帮助来访者意识到自动思维模式及其对自己和他人的影响，改变他们处理信息和行为的方式，并学会矫正他们对自我、他人和世界的信念。在重建这些信念时会使用各种技术，包括引导式发现、苏格拉底式提问、证据检查、认知对抗、重归因（即修改归因方式）及认知演练（Wright，Basco，& Thase，2006）。

（3）替代：重构适应不良信念（和修正适应不良行为）的另一种选择是用更具适应性和有益的想法或解释和行为替代适应不良或无益的想法或解释和行为，即更有可能实现来访者期望结果的想法和行为。替代策略的使用非常普遍，以至于大多数从业者可能没有意识到使用它。例如，如果在治疗中没有足够的时间用认知对抗来处理新问题时，治疗师可能会说：“下次，当没有人叫你一起做某事，你开始为自己感到难过，并告诉自己没有人在意你的时候，你可以做些什么来代替呢？”治疗师要求来访者想出一个替代行为（“我会给弗雷德或杰克打电话”）或一个替代想法（“因为当我和他们说话时，我就会意识到其他人真的在意我”）。对于许多对认知对抗等认知重构干预没有效果的来访者，替代可能是一种有效的干预。尽管替代是认知行为分析心理治疗系统的主要治疗策略（McCullough，2000；McCullough，Schramm，& Penberthy，2014），但它在多种治疗方法中都很常见，尤其是在认知疗法、焦点解决治疗和阿德勒疗法中。

（4）暴露：是一种治疗策略，是指有意地、长时间地接触恐惧的对象，同时主动阻止不良的回避行为。暴露策略涉及习惯化的过程。习惯化是一种学习形式，通过反复暴露，个体将停止对刺激物（如想法、物体、地点、人物或行动）的反应或关注。在暴露治疗期间，来访者会面对一个先前会引起不想要的行为或情绪反应的刺激。尽管来访者在短期内会感到焦虑增加，但从长期来看，在实景（现场）或来访者的想象中反复和渐进地暴露于令人害怕的刺激，由于习惯化原理，焦虑和回避反应就会消失。治疗可以采用多种暴露技术，包括系统脱敏、引导式想象、满灌及冲击疗法（Goldfried & Davison，1994）。

（5）支持：这种策略通过提供安全、接纳和关怀来帮助来访者更好地发挥功能（Winston，Rosenthal，& Pinsker，2004）。从业者为来访者提供一个支持性的环境，让他们反思自己的生活状况，让来访者感到安全和被关心，同时缓解症状或帮助来访者与症状共存，而不是试图改变来访者的人格或模式。它强化了想法和行为的适应性模式，以减少压力和冲突。即使无法改变来访者所面临的问题，这种支持性的关系对于帮助来访者更好地应对问题也是至关重要的。它可以帮助来访者应对日常生活中的挑战，对于处理难以改变的长期问题尤其有帮助。这种策略整合了心理动力性、认知行为和人际关系技术，是支持性治疗（supportive therapy）方法中的一部分（Winston et al.，2004）。

（6）心理教育和社交技能训练：心理教育是一种广泛的治疗

策略，旨在教育和训练那些经历心理困扰的个体，以增强他们的知识、应对能力和解决当前问题所需的技能。来访者可能在以下方面存在缺陷：自信心、问题解决、交流沟通、交友技巧、情感认同和表达、共情、谈判及解决冲突（Goldfried & Davison，1994）。有多种方法可以帮助来访者学习新的和更具适应性的人际交往技能模式，如自信沟通。技能训练既可以在个体治疗中进行，也可以在团体治疗中进行，通常采用多种干预措施，包括指导、角色扮演、示范、反馈、社交强化和练习（Alberti，1977；Goldfried & Davison，1994）。使用技能训练策略的常见干预措施，包括自信训练、问题解决训练和沟通技能训练。

(7) 药物治疗：治疗精神疾病的药物被称为精神药物。精神药物是一种化学物质，可影响多种大脑功能，包括感知、疼痛、情绪、意识、认知和行为。这类药物基本上有四类：针对焦虑症状的抗焦虑药；主要针对抑郁情绪（其次是焦虑和其他症状）的抗抑郁药；针对躁狂的抗躁狂药；以及针对精神病性症状的抗精神病药。单独使用这类药物可以有效地减轻症状，但很少能治愈疾病。由于药物会产生副作用，长期使用会导致糖尿病、心脏病、肥胖等并发症和躯体疾病，所以药物监测至关重要。精神药物的使用越来越多，很大程度上是因为保险公司和健康卫生组织认为药物治疗比单独的心理治疗更具成本效益。然而，最近的研究表明，从长远来看，药物和心理治疗的结合可能更具成本效益。例如，有几项研究发现，当抗抑郁药与认知行为治疗联合使用时，在抑郁症的长期治疗中，这种联合治疗比单独使用其中任何一种治疗方式都更有效（Arnow & Constantino，2003）。心理治疗可以由开具处方的医生提供，或者更常见的是，由与开处方医生合作的治疗师提供。

(8) 矫正性情感体验：矫正性情感体验的治疗策略基于这样的假设，即仅靠内省不足以改变来访者的行为。相反，如果在内省之后经历矫正性体验，就更有可能发生真正的改变。矫正性情感体验是指在更有利的环境下，让来访者重新体验其过去无法处理的情绪状况（Alexander & French，1946）。从历史上看，矫正性情感体验具体是指当来访者预期治疗师因某一重要生活问题或事件对他们的反应（如批评）与治疗师实际对该问题或事件的反应（如支持）之间存在差异时，这种体验所产生的积极影响。如今，矫正性体验有了更广泛的含义，它指的是治疗过程的各个方面让来访者体验到一种意想不到的关系互动形式，这有助于疗愈来访者以前的适应不良模式。治疗师可以在治疗中使用其中一种或同时使用两种对矫正性情感体验的理解，即他们可以通过积极处理来访者的特定关系期望来促进矫正性体验；也可以通过一种更普遍的方式，营造一种关怀的、积极的治疗联盟来促进矫正性体验（Levenson，1995）。对于这种更普遍的理解，其价值不应被低估。体验到治疗师的关怀、共情、关心和无条件的接纳，可能是许多来访者人生中第一次也是最重要的矫正性情感体验。这种体验会在整个治疗过程中持续发生，因为治疗师以尊重、接纳和关怀的方式回应他们的来访者，这往往与来访者自己的父母或父母形象相反。此外，矫正性情感体验也可能发生在治疗之外，因为来访者开始发现，由于他们与治疗师之间的矫正性体验，其他人对他们的反应也与过去不同。简而言之，来访者和治疗师之间的真诚关系，以及它的稳定性，往往会成为一种持续的矫正性情感体验，并可以泛化扩展到其他人身上。

- **治疗干预措施** 是一种治疗行动，旨在对来访者的问题或困难产生积极影响。治疗干预措施是根据治疗目标、来访者进行干预的意愿和能力来选择的。虽然有数百种治疗干预措施，但要取得涉及模式改变的有效治疗结果，就要选择能够实施治疗策略的干预措施。就旅程的隐喻而言，治疗干预措施代表了旅程的供给，如正确的燃料等级、适合地形的轮胎，以及充足的食物、水和钱。
- **治疗阻碍和挑战** 治疗中有很多阻碍和挑战。这些阻碍可能来自来访者、治疗师、来访者与治疗师之间，也可能来自治疗过程本身的因素。对这些因素的全面讨论超出了本章的范围，感兴趣的读者可以参考《心理咨询与治疗核心临床胜任力》中的第 4~7 章。预测到治疗计划实施过程中的阻碍和挑战是获得治疗成功不可或缺的条件。一个有效个案概念化的检验标准是，它在预测整个治疗阶段的阻碍和挑战方面的可行性，尤其是那些涉及阻抗、矛盾、移情活现，以及使维持治疗成果和准备结束治疗变得复杂化的问题（Sperry，2010）。

了解来访者的人格类型和适应不良模式，在预测阻碍方面是非常重要的。例如，一个具有依赖和回避特征的来访者可能在讨论个人问题时会有困难，并且会“考验”和挑衅治疗师，觉得治疗师会指责他们更改或取消预约或者迟到。来访者很可能会拖延、回避感受，以其他方式“考验”治疗师的可信度。然而，一旦获得对治疗师的信任，来访者很可能会依赖于治疗师，除非他们的社会支持系统得到加强，否则很难结束治疗。就旅程的隐喻而言，治疗阻碍和挑战代表了预期的路线关闭、绕路、事故、天气及地形。相反，具有被动-攻击模式或高度抗拒的来访者，在交流某些期望时，可能表现出矛盾或阻抗。此外，还要考虑来访者童年早期的关系冲突或创伤，以及发生移情活现的可能性。如果来访者从未成功地做出微小的个人改变，则表明其可能有失败倾向，除非直接解决这种失败倾向的动力，否则很可能对治疗产生影响。此外，对那些难以说再见或曾意外失去重要他人的来访者来说，结束治疗是最困难的。

- **文化性治疗** 根据文化构想，从业者可以判断文化因素是否起作用，以及是否需要文化敏感性治疗。如果需要文化敏感性治疗，从业者必须在文化干预、文化敏感性治疗或文化敏感性干预中进行选择，然后计划如何将这些干预措施与治疗计划中的其他干预措施相结合。本章的后续部分将讨论纳入文化敏感性治疗的指南。

- **治疗预后** 是对某种状态或疾病的可能病程、持续时间、严重程度和结果的预测，即是否接受治疗将会有何不同。预后可在治疗开始前给出，以便来访者有机会权衡不同治疗方案的益处。一些从业者还会根据是否能克服预期的治疗阻碍和挑战来提供预后。预后的范围从极好、良好、一般、很有限到差。用旅程的隐喻来说，预后是指在预期时间范围内安全抵达目的地的可能性。

表 4.2 总结了这些要素。

表 4.2　治疗构想的要素

要素	定义
治疗模式	灵活且有效的感知、思考和行为方式
治疗目标	明确的短期和长期治疗结果

（续表）

要素	定义
治疗重点	治疗重心强调要提供旨在让来访者形成更具适应性模式的有导向性的治疗
治疗策略	为了形成更具适应性的模式而采取的行动计划和手段
治疗干预措施	与实现治疗目标和改变模式的治疗策略相关的具体改变技术和手段
治疗阻碍	在治疗过程中可预见的适应不良模式可能带来的挑战
文化性治疗	必要时可结合文化干预、文化敏感性治疗或文化敏感性干预
治疗预后	预测个体在接受或不接受治疗的情况下，精神疾病可能的病程、持续时间和结果

治疗构想要素的关系

在治疗过程中，这些要素最初似乎是相互独立的存在。但实际上，它们是密切相关的。在某种程度上，它们被认为是分离和不相关的，治疗构想的治疗计划将反映这一观点。一个客观的第三方如果以这种不相关的观点来审查受训者或从业者的治疗构想，很可能会在治疗构想的治疗计划中发现不相关的地方。治疗目标与诊断和诊断构想之间可能存在脱节，或者原本连贯、合理且令人信服的临床构想与治疗重点和策略之间可能存在脱节。也许，最常见的脱节是治疗模式与治疗目标和干预措施之间的脱节。对于诊断为抑郁症的来访者，一个相当标准的治疗目标可能是减轻抑郁症状，这与转介药物治疗和行为激活的治疗干预措施相匹配，但治疗目标和干预措施可能与达到适应性治疗模式几乎没有关系。

如果这些治疗构想要素被理解为是相互关联的，并且这反映在治疗计划的具体细节中，那么就更有可能计划和实施量身定制的治疗。图 4.1 直观地描绘了这些要素之间的关系。

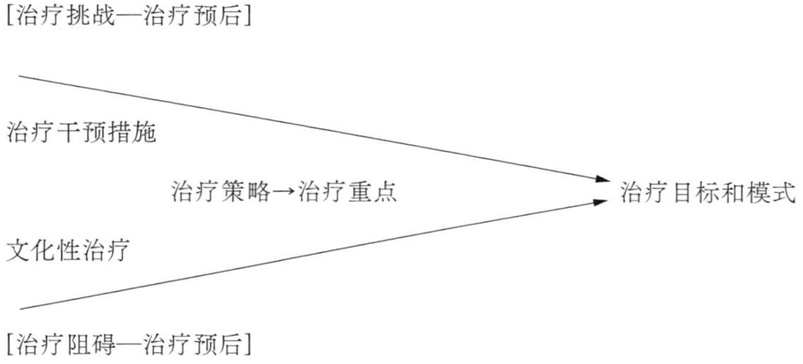

图 4.1　治疗构想要素的关系

适应性模式、模式改变和变化顺序

模式改变包括三个步骤。第一步是通过先降低其强度和频率来改变来访者的适应不良模式，第二步是发展更具适应性的模式并增加其强度和频率，第三步是维持适应性模式（Beitman & Yue, 1999）。

根据变化顺序对变化过程进行概念化，对受训者在临床上是有用的。虽然对于变化顺序的描述源于家庭治疗文献，但心理治疗文献中也有类似的描述（Fraser & Solovey，2007）。这一观点的基本主张是，当治疗有效时，需要转变当前的努力，以实现改变，这与追求稳定性的治疗相反。例如，一名被诊断为社交焦虑障碍的失业来访者可能会通过药物治疗来有效地减轻焦虑症状，但并不能替代其恐惧和回避的适应不良模式。因此，他可能会在网上填写求职申请，但出于恐惧，即使有面试机会，他也无法忍受工作面试的场景。如果药物治疗减轻了症状，那么他的病情就达到了一定程度的稳定。这代表了一阶变化。然而，如果来访者在从业者的帮助下，学会直接面对自己的恐惧和回避行为，使他能够接受面试、被录用并开始工作，这样就实现了一种更具适应性的模式。这些反映了更具适应性的模式的行为，代表了二阶变化。如果同一位来访者能够在没有治疗师帮助的情况下摆脱过度恐惧和焦虑情绪，那么他就实现了三阶变化。这代表了治疗的最终目标，即来访者“作为自己的治疗师”发挥作用。

在我们自己的临床和督导经验中，我们可以增加另一个变化顺序，即零阶变化，如果我们可以这样称呼它的话，它指的是由于各种原因没有发生变化的情况。这种情况在受训者中尤其常见，因为受训者往往为了减轻自己对如何进行治疗的焦虑，会采用不断提出以事实为导向的问题的策略，而不是处理来访者的问题或与来访者充分互动。不幸的是，这种策略的潜台词是“我不知道该怎么做，我也不指望你会好起来”。或者，从业者无法建立并维持治疗重点，且无法与来访者共同参与改变过程。其结果是，来访者可能会继续表现出症状，对自己的情况能否不断改善变得沮丧，或者他们因为不想面对好转后的责任而没有改善，如找工作、重返工作岗位，或者建立良好的关系。表 4.3 总结了变化的顺序。

表 4.3　治疗的四阶变化

变化顺序	描述
零阶	无变化，可能对治疗过程产生负面影响
一阶	帮助来访者做出微小改变，或减轻症状，或达到稳定
二阶	帮助来访者改变其模式
三阶	来访者学会自己识别和改变模式，"成为自己的治疗师"

改变的准备程度及治疗计划和构想

研究者发现，无论是靠自己还是在咨询师的帮助下，改变行为的个体，通常会经历五个阶段的改变（Prochaska，DiClementi，& Norcross，1992）。这五个阶段分别是：未思考、思考、准备、行动及维持。这些阶段的变化不一定是一个线性过程，相反，在整个治疗过程中，来访者可能会在不同的阶段之间摇摆。复发在各种心理状况中是很常见的。这个模型对于理解和预测咨询和治疗构想过程中来访者所关心的各种问题的变化非常有用。

对改变准备程度的初步评估，在治疗计划中是非常有价值且有用的。由于大多数来访者在达到自己的目标之前都会在这些阶段中循环往复几次，所以在首次治疗时对当前阶段进行评估并监测这些阶段内的进展，将是很有帮助的。理想情况下，如果来访者在准备或行动阶段进入治疗，这意味着治疗结果将是可预见的积极结果。当来访者刚开始处在未思考或思考阶段时，咨询师的主要任务则是制订针对性的治疗方案，以便推动来访者向行动阶段迈进，同时在来访者的自我决定和整体幸福感之间找到平衡。

准备程度通常通过观察或持续评估来进行。可以问来访者："用 1~10 分来评分，你对朝着这个特定目标努力的动力有多少?"这是一个简单的评分问题，用来检查来访者参与咨询过程的准备程度和动机。按阶段划分，在评估准备程度时需要表现出或观察到的标志详见表 4.4（Prochaska et al.，1992）。

表 4.4 评估准备程度时不同阶段表现或观察到的标志

阶段	标志
未思考	来访者不认为他或她的行为有问题，目前也不考虑做出任何改变
思考	来访者认为他或她的行为可能有问题，但不承诺要做出任何改变
准备	来访者已承诺改变认为有问题的行为，并打算在不久的将来做出改变；在该阶段，来访者可能已经确定了改变的步骤
行动	来访者正在积极地做出改变，且没有回到治疗前的行为/思维模式
维持	来访者维持改变超过 6 个月

在对数百个治疗构想进行了评估之后，我们清楚地认识到，许多经验丰富的治疗师在考虑治疗构想和计划时，并没有考虑来访者愿意改变的准备程度。这是一个很容易被忽视的简单因素，因此我们强烈鼓励读者明确评估来访者的改变意愿，并在治疗构想中做出相应的反映。如果来访者在前三次治疗中仍处于改变的

未思考阶段，治疗师可以继续聚焦于与来访者建立关系，使用共情反应技巧，并利用动机访谈或相关策略，直到来访者承诺为改变而治疗并积极配合制订治疗目标。

制订治疗构想的指南

以下是制订治疗构想的一些指南和一份治疗构想报告。

• **回顾诊断和临床构想，注意各种因素起作用的模式，并考虑治疗模式的严重性和敏锐度（severity and acuity），以及来访者的治疗期望、准备程度和参与程度等** 第一个决定包括选择一种初始治疗方式：住院治疗、强化门诊治疗、部分住院、托管住院治疗（residential treatment）或门诊治疗。如果来访者有任何自伤或伤害他人的迹象，必须立即处理。然后，继续评估所有因素中的生物学方面，包括易感因素。例如，如果咖啡因、尼古丁或其他黄嘌呤的使用可能会引发或加重来访者的病情和症状，则应减少或停止使用这些物质。如果需要对来访者进行医学评估或药物治疗评估，则应考虑适当的转介和（或）安排协作诊疗。评估超出治疗影响范围的社会环境易感因素的作用程度，并考虑各种方案。如果关系或家庭因素在来访者的问题中起作用，则应考虑伴侣或家庭咨询或治疗。如果来访者对治疗的期望存在潜在问题，或尚未准备好进入行动阶段，则应解决这些问题和其他相关问题。

• **如果是情境模式，即没有持续的适应不良模式，则应考虑将临床表现和诱发因素作为初始治疗方式** 通过消除诱发应激源或触发因素，很可能可以直接逆转症状痛苦、自杀意念、冲突解决或其他表现。当这种方法不可行或不够有效时，反应预防技术可能会减少或消除症状、冲突或功能受损的**临床表现**。如此一来，问题可能就会得到解决。但是，如果问题再次出现，则可能表明存在一种未被识别的持续的适应不良模式。如果是这样，请参照下一条指南。

- **如果持续的适应不良模式在起作用，则需明确能反映治疗目的和治疗重点的治疗目标** 在大多数治疗中，当消除触发因素无法带来立竿见影的改变，或阻断这些因素后的反应并不能持续时，明确与**易感因素**和**维持因素**相关的治疗目标是一种常见的方法。因此，在选择支持、诠释、认知重构或暴露策略时，除了要考虑来访者的资源、需求、动力、解释模型和期望等因素外，通常还要考虑来访者的接受能力和对干预措施的反应能力。

治疗重点是治疗师实现治疗目标的指南或行动计划。通常情况下，治疗重点是根据治疗师的理论取向所形成的概念图。例如，在人际取向的动力性治疗中，治疗重点通常是来访者适应不良的人际风格或模式；而在认知行为治疗中，治疗重点通常是适应不良的思维和行为。

- **考虑如何定制干预措施及其排序** 有关定制干预措施及其排序的决定非常重要，不能听之任之。要考虑严重程度、功能水平、异文化适应水平、所具备技能、人格动力等因素如何促进或阻碍特定的干预措施。此外，还要考虑来访者的期望。有关排序的决定基于几个因素，如能否获得特定治疗资源，能否成功实现特定的治疗目标，或对特定情况的考虑。例如，如果该**模式**是针对特定情况的，则应从解决**诱发因素**开始，只有在反应很小或没有反应的情况下才考虑其他因素。

- **预测潜在的治疗阻碍和挑战** 回顾来访者的故事（包括发展史和社会史），寻找潜在的阻碍，特别是与治疗联盟、人格动力或治疗阶段相关的阻碍；总的来说，就是与治疗进展相关的阻碍。通常情况下，这些阻碍包括阻抗、矛盾、移情活现及联盟破裂，也可能预测某些治疗方式的困难，甚至治疗的结束。了解了这些潜在的阻碍，如果它们出现时，治疗师就有时间来计划该如何应对这些挑战。

- **撰写综合治疗构想报告**　该报告包含心理、社会治疗目标和干预措施，以及生物学目标和干预措施（如适用）。

文化敏感性治疗

本节将介绍三种文化敏感性治疗。随后，将介绍确定何时以及是否纳入此类治疗的指南。

三种文化敏感性治疗

- **文化干预**　这是一种与来访者的治疗信仰体系相一致，并可能有助于实现特定改变的干预或疗愈方法（或活动）。例如：疗愈圈，祈祷或驱魔，以及源自来访者文化的传统疗愈者的参与。有时，文化干预的使用需要与这样的疗愈者或其他专家合作或者转介给他们（Paniagua，2005）。尽管如此，治疗师仍然可以通过关注核心文化价值观来开始治疗过程，如呼吸（respito）和个人主义（personalismo），以努力增加“治疗师的可信度”，即来访者认为治疗师是值得信赖和有帮助的。
- **文化敏感性治疗**　这是一种心理治疗干预方法，直接针对不同来访者的文化特征，即信仰、习俗、态度及其社会经济和历史背景（La Roche & Christopher，2008）。由于这些治疗利用了传统的疗愈方法和途径，所以对某些来访者很有吸引力。例如，故事治疗（cuento therapy）通过使用民间故事（cuentos）来处理与文化相关的议题，如**家庭主义**和**个人主义**，并在波多黎各儿童中使用（Costantino，Malgady，& Rogler，1986）。同样，森田治疗起源于日本，目前在世界各地广泛用于治疗从羞怯到精神分裂症等各种疾病（Li & He，2008）。这些类型的治疗似乎对异文化适应程度较低的来访者特别有效。

- **文化敏感性干预** 这是根据特定来访者的文化特征进行调整或修改的西方心理治疗干预。由于认知行为治疗的结构化和教育性特点，许多不同文化背景的人都能接受其干预措施，并且认知行为治疗最常被改良为具有文化敏感性的干预（Hays & Iwanasa，2006）。例如，特别是在文化多元、异文化适应程度较低的来访者中，很少会选择对适应不良信念进行认知对抗和认知重构这样的认知行为干预，而问题解决、技能训练或认知替代干预可能更合适（Sperry，2010）。

选择文化敏感性治疗的指南

以下是决定是否需要文化敏感性治疗的四条指南。在描述这些指南时，我们假定已经了解了来访者的文化认同、异文化适应程度、解释模型及治疗期望，并且已经形成了文化构想。

（1）如果来访者主要认同（文化认同）主流文化，异文化适应程度较高，并且没有明显的歧视、种族主义或相关偏见的迹象，则可以考虑将常规干预措施作为主要治疗方法。但是，治疗师应该意识到，随着治疗过程的发展，可能（也）会需要进行文化敏感性治疗。

（2）如果来访者在很大程度上认同主流文化，异文化适应程度较高，但是有歧视、种族主义或相关偏见的迹象，则应考虑针对来访者所关注的文化方面进行文化敏感性干预或文化干预。此外，对相关的非文化问题，如人格动力，采用常规干预措施可能会有所帮助。

（3）如果来访者主要认同他们的种族背景，异文化适应程度较低，则应考虑文化干预或文化敏感性治疗。这可能需要与专家合作或转介给专家，对核心文化价值观进行初步讨论。

（4）如果来访者认同的是主流文化，异文化适应程度较高，但其家人的异文化适应程度较低，那目前主要担忧的是文化差异问题，因此应考虑对来访者及其家庭进行文化干预。但是，如果有迫在眉睫的危机情况，也应考虑用常规的干预措施来减少危机。在缓解或消除危机后，再考虑引入文化干预或文化敏感性治疗。

治疗构想报告

表 4.5 总结了格里案例的治疗构想要素。读者会注意到，其中也包含了适应性模式要素，因为它是构建治疗构想的核心。

表 4.5　格里案例的治疗构想要素

治疗构想要素	锚点	干预措施
治疗目标	a. 减轻症状	a. 药物治疗及监测（医生）；个体治疗
	b. 减少回避模式	b. 个体治疗（替代策略）

（续表）

治疗构想要素	锚点	干预措施
	c. 加强工作内外的社交网络	c. 与工作主管合作；技能导向的团体治疗
	d. 提升人际交往技能/信任	d. 以技能为导向的团体治疗；自信沟通和交友技巧
治疗重点	增加联结，减少回避模式	
治疗策略和干预措施	支持、替代、技能训练（前文所述的干预措施）	
治疗阻碍	**矛盾心理的预测**： –拖延，感到回避，“考验”治疗师的可信度 –获得对治疗师的信任后，依赖于治疗师 –可能因为回避风格而抗拒团体干预 –难以结束治疗 **移情与反移情活现**：“不耐烦”和“批判性”→移情动力	
文化性治疗	性别可能是一个问题，因此应分派有支持性的女性治疗师；应调查其原生家庭的性别角色	
治疗预后	良好；格里能提高人际关系技能和社会交往能力，并重返工作岗位	

注：适应性模式为在感到安全的同时建立联系。

治疗构想练习

观看约5分钟的心理咨询视频。停止观看，然后尝试回答以下问题：

1. 治疗师使用了哪些技巧和咨询技术？
2. 他们为什么选择那些特定的技巧和技术？他们的意图是什么？
3. 如果你知道其理论取向，那么治疗师是否使用了他们宣称的理论取向以外的技术？

注：治疗中所使用的所有问题和技巧都源自总体治疗焦点。例如，阿伦·贝克（Aaron Beck；认知治疗）会询问关于想法和这些想法对个人情绪的影响的问题，而卡尔·罗杰斯（Carl Rogers；人本主义治疗）则通过使用反思、共情和治疗在场来吸引来访者。该练习旨在突出特定治疗重点中特定咨询干预的意图性。

总结评论

大多数心理健康专业人员认为个案概念化的治疗构想是最重要的组成部分。毕竟，个案概念化的实际临床价值在于治疗计划是否有足够的指导性和针对性，以实现预期的改变并产生积极的治疗效果。本章完成了对个案概念化及其组成部分的理论和基于研究的讨论。在接下来的章节（第6~10章）中，重点将转向理论在实践中的应用，以及个案概念化能力的学习。

1. 在制订综合治疗构想时，表 4.2 强调了一些要素，请描述它们对整体治疗重点的重要性。
2. 讨论并理解表 4.3 中治疗四阶变化的重要性，以及这与综合治疗计划中模式变化的三个步骤之间的关系。
3. 请解释如何根据本章提供的指南修改治疗构想和报告，可能需要做出哪些更常见的调整？
4. 描述三种文化敏感性治疗，说出几种适合特定文化的治疗方法，以及哪种方法使用范围更广泛并说明原因。
5. 什么时候适合采用文化敏感性治疗？请提供一些具体的例子。

参考文献

[1] Alberti, R. (1977). *Assertiveness: Innovations, applications, and issues*. San Luis Obispo, CA: Impact Publications.

[2] Alexander, F., & French, T. (1946). *Psychoanalytic therapy: Principles and applications*. New York, NY: Ronald Press.

[3] Arnow, B., & Constantino, M. (2003). Effectiveness of psychotherapy and combination treatment for chronic depression. *Journal of Clinical Psychology*, *59*(8), 893 - 905.

[4] Beitman, B., & Yue, D. (1999). *Learning psychotherapy*. New York, NY: Norton.

[5] Binder, J. L. (2004). *Key competencies in brief dynamic psychotherapy: Clinical practice beyond the manual*. New York, NY: Guilford Press.

[6] Costantino, G., Malgady, R., & Rogler, L. (1986). Cuento therapy: A culturally sensitive modality for Puerto Rican children. *Journal of Consulting and Clinical Psychology*, *54*(5), 639 - 645.

[7] Fraser, S., & Solovey, A. (2007). *Second order change in psychotherapy*.

Washington, DC: American Psychological Association.

[8] Goldfried, M., & Davison, G. (1994). *Clinical behavior therapy* (expanded edition). New York, NY: Wiley.

[9] Greenson, R. (1967). *The technique and practice of psychoanalysis* (Vol. 1). New York, NY: International Universities Press.

[10] Hays, P., & Iwanasa, G. (Eds.). (2006). *Culturally responsive cognitive-behavioral therapy: Assessment, practice, and supervision*. Washington, DC: American Psychological Association.

[11] La Roche, M., & Christopher, M. (2008). Culture and empirically supported treatments: On the road to a collision? *Culture and Psychology*, *14*(3), 333 - 356.

[12] Levenson, H. (1995). *Time-limited dynamic psychotherapy: A guide to clinical practice*. New York, NY: Basic Books.

[13] Li, C., & He, Y. (2008). Morita therapy for schizophrenia. *Schizophrenia Bulletin*, *34*(6), 1021 - 1023.

[14] McCullough, J. (2000). *Treatment for chronic depression: Cognitive behavioral analysis system of psychotherapy*. New York, NY: Guilford Press.

[15] McCullough, J., Schramm, E., & Penberthy, K. (2014). *CBASP as a distinctive treatment for persistent depressive disorder: Distinctive features*. New York, NY: Routledge.

[16] Meichenbaum, D. (1977). *Cognitive behavior modification: An integrative approach*. New York, NY: Plenum.

[17] Mosak, H. (2005). Adlerian psychotherapy. In R. Corsini & D. Edding (Eds.), *Current psychotherapies* (7th ed., pp. 52 - 95). Belmont, CA: Brooks/Cole-Thomson.

[18] Paniagua, F. (2005). *Assessing and treating culturally diverse clients: A practical guide*. Thousand Oaks, CA: Sage.

[19] Perry, S., Cooper, A., & Michels, R. (1987). The psychodynamic formulation: Its purpose, structure, and clinical application. *The American Journal of Psychiatry*, *144*(5), 543 - 551.

[20] Prochaska, J.O., DiClemente, C.C., & Norcross, J.C. (1992). In search of how people change: Applications to the addictive behaviors. *American Psychologist*, 47, 1102 - 1114. PMID: 1329589.

[21] Sperry, L. (2010). *Core competencies in counseling and psychotherapy: Becoming a highly competent and effective therapist*. New York, NY: Routledge.

[22] Winston, A., Rosenthal, R., & Pinsker, H. (2004). *Introduction to supportive psychotherapy*. Washington, DC: American Psychiatric Press.

[23] Wright, J., Basco, M., & Thase, M. (2006). *Learning cognitive-behavior therapy: An illustrated guide*. Washington, DC: American Psychiatric Press.

第5章 个体、伴侣和家庭个案概念化

对多数治疗师而言，个案概念化是指对某个特定来访者的案例形成概念化的过程，即个体的个案概念化。虽然针对个体的个案概念化很实用，但当治疗师与伴侣或整个家庭工作，或来访者个人问题的背后反映出关系动力时，个体的个案概念化就只能给我们提供局部构想。因此，具备识别出伴侣和整个家庭的关系动力，并能将其纳入个案概念化中的能力是至关重要的。即使是对伴侣或父母中的某个成员单独进行个体治疗，且治疗重点是其个人的适应不良模式，如果治疗师也能识别出其人际关系模式和家庭互动模式，将会更有可能帮助来访者取得最佳治疗效果。

为此，本章将简要介绍个案概念化的另外两种形式：伴侣个案概念化和家庭个案概念化。由于模式（pattern）是个案概念化的基础，所以这三种类型的个案概念化都是根据其潜在模式（underlying patterns）来描述的。最后，我们将以一个临床案例来阐明这三种个案概念化。

个体、伴侣和家庭中的模式

就像个案概念化被认为是循证实践的核心一样，本书的一个基本假定是，无论来访者是个体、伴侣还是家庭，模式都是个案概念化的基础。正如了解来访者的适应不良模式对于我们理解来访者个体，并为其规划和实施治疗至关重要一样，在伴侣关系中，伴侣中每一方的行为既反映了他们个人的适应不良模式，同时也反映了他们在关系中的互动模式。同样，每个家庭成员的行为也反映了他们的个人模式和家庭互动模式。

个体（单个成员）模式

个体可能会将自身适应不良的模式和问题带入日常生活中，尤其是伴侣关系和家庭关系中。不足为奇的是，伴侣或父母中某一方的适应不良模式会影响到另一方和其他家庭成员，而且往往确实如此。通常来讲，伴侣中双方的模式往往具有互补性，而且这也是他们最初会相互吸引的主要原因，而这些个体模式也影响着他们的关系模式和家庭互动模式。正如本章开头所指出的，提供个体治疗的治疗师最好能够识别出个体模式，以及他们的人际关系模式和家庭模式的影响，以达到最佳治疗效果。

我们曾经教授、指导过的学员和治疗师们发现用人格类型，即动向和目的（movement and purpose），来架构个体模式，是既方便又具有临床价值的方法。在下述的 11 种人格类型中，其中有 10 种与 DSM-5 中的人格障碍相关。值得注意的是，被动攻击型人格障碍虽已不在现行的 DSM 体系中，但在临床实践中却很常见。表 5.1 中的 11 种人格类型/障碍几乎涵盖了大多数的个体模式。

表 5.1 不同人格类型的适应不良模式表现

人格类型	适应不良的模式表现
表演型	个体倾向于主动接近他人以获得关注，但为此付出高昂的代价或者妥协让步
依赖型	个体被动接近他人，通过取悦他人和满足他人需要来谋求帮助，但其自身的需要却无法充分满足
自恋型	个体以一种与他人对抗的方式，通过抬高自己、利用和贬低他人来获得特殊待遇
偏执型	个体基于预期的伤害和报复会主动与他人对抗，并坚信自己会被他人伤害
反社会型	个体主动与他人对抗，以伤害他人，保护自己；不遵纪守法，而是按照自己的内心准则来生活
回避型	个体表现为消极地远离他人，以避免伤害，获得安全感，与他人隔离，刻意回避他人
分裂样	个体主动远离他人，以避免与人发生联系；对陪伴的需要很有限
分裂型	个体主动远离他人，其行为显得格格不入，对社会习俗漠不关心，对不熟悉的人保持警惕
强迫型	个体对自己和他人的态度主动但充满矛盾，过于认真和完美主义，同时情感疏远
被动型	个体对待有攻击性的他人时，会被动地带有矛盾情感地接近他人，但却抵抗他们的要求；会答应去做某事，但实际上却不会做
边缘型	可以看作是依赖型、被动攻击型或表演型人格类型的失代偿版本，在应激下会表现出强烈/不稳定的个人行为和关系行为

关系互动模式

由于个体通常表现出一两种习惯性的、循环出现的关系模式，这与一个人长期以来习得的应对模式有关，所以伴侣中的每一方在关系中都扮演着某个角色。在伴侣治疗相关文献中，这些模式被称作伴侣互动模式或关系模式。下述提及的这些负性互动模式都无法促进伴侣双方成长和关系繁荣。它们充其量只能让伴侣关系苟延残喘地维持一段时间。伴侣治疗也许能打破这些模式，并用更具适应性的模式取而代之。表 5.2 简要描述了 5 种最常见的负性关系模式和 1 种正性关系模式。

表 5.2　常见关系类型的互动模式

关系类型	互动模式
要求/回避 (demand/withdraw)	这种模式下，伴侣中的一方通常表现为责备、计较、批评对方或要求对方做出改变［要求］，另一方则表现为让步、顺从、投降或屈服［服从］(Christensen & Shenk，1991)。也有用其他名称来描述这类模式的：追逐者-疏离者（pursuer-distancer)、吞噬-抛弃(engulfment-abandonment)、亲近-疏远（closeness-distance）或从属-独立（affiliation-independence)(Christensen & Shenk，1991)。这种模式是伴侣咨询中最常见的，也是最广为研究的一种模式。提示存在这种关系模式的迹象有：伴侣的攻击性和敌意、负面情绪、对关系的不满及离婚等问题。近期有研究认为要求/回避模式也是抑郁症的预测因子(Knobloch-Fedders et al.，2014；Holley et al.，2018)。以下负性关系模式是该模式的变体

（续表）

关系类型	互动模式
要求/服从 （demand/submit）	当一方批评、指责或要求另一方做出改变时［要求］，这种模式就会出现。另一方的反应是回避、防御、不回应或拒绝讨论问题［服从］。虽然对这种模式的研究不如要求/回避模式多，但它是一种常见的互动模式
回避/回避 （withdraw/withdraw）	这种模式通常是要求/回避模式导致耗竭状态后的一种典型结果。因为伴侣双方都不愿再投入情感，面对冲突时，双方都开始变得退缩、回避。当他们内心渐渐充满了绝望，便开始放弃。此外，这些案例中的追逐者实际上可能是“并不顽强的”追逐者——他们尽管内心有强烈的焦虑，却又不表露出自己内心其实已处于超负荷状态。因此，尽管他们是追逐者的角色，却还是很容易放弃。另一方面，若伴侣中的一方放弃了与另一方建立联系的尝试，也往往会导致出现“耗竭的”追逐者。回避模式可能提示着一段关系要开始步入哀悼和分离阶段
攻击/攻击 （attack/attack）	在这种模式下，双方互相攻击，因此关系矛盾不断升级也就不足为奇了。这种模式也是要求/回避模式的另一种变体，回避者很可能会在事态升级后又要退缩。也就是说，直到伴侣再次被充分激怒为止。对符合这种模式的伴侣的另一个常见称谓是“高冲突伴侣”（high conflict couple）（Fruzzetti，2006）
反应性要求/回避 （reactive demand/withdraw）	通常，这种模式源于此前惯常模式的反转。当伴侣中一方的角色发生变化时就会产生这种情况。例如，原本要求苛刻的丈夫［要求］变得屈服并开始减少

（续表）

关系类型	互动模式
	他在关系中的投入时，他或许开始变得疏离和退缩[回避]。面对这种回避的伴侣，伴侣中的另一方可能起初并未留意到这种变化，而这通常会导致关系中断，引发分手或离婚。最终，一开始作为回避者角色的伴侣则发生角色反转，扮演起关系中追逐者的角色，并开始要求解决问题。而这又会把回避的那个伴侣推得更远。从根本上说，这种模式是基于长期存在的模式的一种改变和反应
建设性参与（constructive engagement）	这种模式的特点是伴侣双方都能以"非攻击性的方式表达问题，通过这种方式准确反映他们内心的感受、想法或愿望，包括准确表达他们的原初情感。伴侣中的另一方会倾听，他们会带着好奇心，试图去理解，并能表达理解，即使他（她）持有不同意见"（Fruzzetti & Payne，2015，p. 609）。这种模式带来的结果是伴侣不仅能够解决问题，也能促进他们彼此相互认可。然而，这种模式需要关系中的双方都能觉察自己的情绪，并具备沟通和调节情绪的能力

其他描述伴侣互动的方式

苏珊·约翰逊（Susan Johnson）基于其与伴侣工作积累的丰富临床经验，描述了使伴侣关系陷入困境的3种负性沟通模式（Johnson，2008）。这3种沟通模式在一本书中被称为"恶魔对话"（demon dialogues），该书旨在为参与伴侣治疗的双方提供方法。每种"恶魔对话"都代表着一种沟通模式，这类沟通模式是维系健康伴侣关系的绊脚石。她指出，当一对伴侣无法相互联结时，这些对话便会浮现出来。这些对话与回避/回避、要求/回避、攻击/攻击模式相匹配（Johnson，2008）。

另一方面，约翰·戈特曼（John Gottman）在对伴侣进行广泛研究的基础上，提出了一种不同的关系分类方法。他依据关系行为，而非具体的循环关系模式，提出了类型学。这5种类型分别是冲突-回避型（conflict-avoiding）、多变型（volatile）、敌对型（hostile）、敌对-疏离型（hostile-detached）及确认型（validating）（Gottman，2014）。前4种类型都是负性的，而“确认型”则是正性的，有利于在关系中获得满足感并促进关系成长。

无论是适应性还是适应不良的模式，伴侣一方往往在遇到另一方之前就已经通过模仿而习得了这些关系模式。这些模式通常能在他们父母身上反映出来，它们可以成为伴侣间相互吸引的一个重要组成部分。这些模式源于伴侣一方的人格模式。一个有效的个案概念化要能对伴侣的关系模式以及这些因素是如何运作的做出解释。个体表现出的适应不良模式会反映在关系的各个方面：沟通类型、亲密关系和性生活、问题解决和冲突解决等。从逻辑上讲，通过关系模式可以预测一段关系的结果。

遗憾的是，对伴侣而言，这些模式会让他们觉得自己的处境已经无可救药了，即使他们仅仅只存在些微不足道的分歧。适应不良模式具有的两极化特性会加剧这种情况。这会让伴侣觉得他们双方是站在一段连续谱的对立两端。另一方面，适应不良模式可以起到保护和隔绝作用，以此来阻止伴侣的接近或亲密举动。

家庭互动模式

与个体的个案概念化类似，家庭个案概念化的重点是“个别家庭成员和整个家庭系统的特有背景、需求和资源”（Bitter，2009，p. 374）。因此，必须要描述家庭中的关系互动。在过去 40 年关于比弗斯家庭功能系统模型（Beavers systems model of family functioning）的临床与研究经验都证明了，对家庭关系模式进行概念化的重要价值（Beavers，1981；Hampson & Beavers，2012）。

在比弗斯家庭功能系统模型中，对家庭进行概念化的两个主要维度是：家庭胜任力（family competence）和家庭类型（family style）。在家庭胜任力维度，其范围从最佳型到严重功能失调型（最佳型、适当型、中间型、边缘型、严重功能失调型）。另一方面，在功能较差的家庭中，家庭类型维度的范围是从向心型（内化和依赖）到离心型（挑剔、攻击、外化）。综合这两个维度得出了 9 种家庭类型，如表 5.3 所示。其中，后 6 种类型问题严重，需要进行临床干预。

表 5.3　不同家庭类型的互动模式

家庭类型	互动模式
最佳型家庭 (optimal families)	这类家庭的特点是关系运作能力较强。这样一来，家庭成员能够意识到自己对他人的影响和作用。他们能利用多种方法轻松解决问题。他们也会寻求并实现亲密。能尊重家庭成员间的界限，父母能灵活地分享权力。一旦发生冲突，他们往往会立即处理并迅速解决

（续表）

家庭类型	互动模式
适当型家庭（adequate families）	这类家庭的关系运作能力中等。父母往往会争权夺利。他们获得亲密和信任的能力也有所削弱。他们较少感到幸福并缺乏自发性。家庭成员可能会经历一些困扰、痛苦和孤独。不过，他们通常有足够的应对能力
向心型中间家庭（midrange centripetal families）	这类家庭的关系功能有些受损。他们会采用直接控制和敌对的方式，但他们也能表达关爱。他们缺乏自发性，更强调权威和规则。他们努力工作，支付账单，联络感情，对周围人隐藏自己内心的挣扎
离心型中间家庭（midrange centrifugal families）	这类家庭的关系功能有些受损。他们经常使用间接控制、操纵、指责和恐吓等手段，却很少表达温暖或关爱。家庭成员藐视家庭内外的权威。通常父母在家庭的时间极少，这类家庭中的孩子们会比正常情况下更早流落街头或进入社会
混合型中间家庭（midrange mixed families）	这类家庭的关系功能有些受损。他们表现出向心行为和离心行为的交替模式。在对这类家庭的访谈中可以看到，他们从支配或顺从，到琐碎的争吵和指责，行为不断变换。而孩子们则在抵抗和接受父母的控制间交替变化
向心型边缘家庭（borderline centripetal families）	这类家庭的特点是关系功能中度受损，并伴有言语而非行为上的混乱。存在激烈的争夺控制权的斗争，但不外显。家庭规则不允许公开反抗或暗中表达愤怒。因此，来自这类家庭的来访者可能会发展出严重的强迫问题和厌食问题

（续表）

家庭类型	互动模式
离心型边缘家庭（borderline centrifugal families）	这类家庭的特点是关系功能中度受损，且容易公开表达愤怒。父母之间的关系可能充满了争吵和冲突，同时普遍缺乏支持。在这类家庭中成长的孩子学会了操纵，并将这种方式运用到父母身上。这有时会导致他们成为边缘型人格障碍
向心型严重功能失调家庭（severely dysfunctional centripetal families）	这类家庭的特点是关系功能严重受损，并被他人视为怪人。父母制订的规则和期望通常是不明确的，同时他们又否认自己的矛盾情感。这种家庭剥夺了孩子们发现自己独特个性和独立发挥功能的机会。在这类家庭中，一个或多个家庭成员出现分裂型人格或精神分裂症的情况并不罕见
离心型严重功能失调家庭（severely dysfunctional centrifugal families）	这类家庭的特点是关系功能严重受损，并有公开的敌意和蔑视。父母很少给予孩子关爱和温柔。另一方面，家庭会否认矛盾情感，并对负性情绪抱有预期。孩子在人际关系和情感发展上会受阻，这可能会导致反社会型人格。药物滥用、虐待儿童和性异常（sexual deviance）等现象在这类家庭中比较常见

个体、伴侣和家庭个案概念化

个体（单个成员）个案概念化

与伴侣来访者工作时，建议准备三部分的个案概念化，包括：对伴侣双方分别进行个体的个案概念化，以及针对伴侣间关系的个案概念化。在每部分个案概念化中，至少应包括伴侣双方的人格类型/障碍和适应不良模式。例如，一个人如果表现出寻求关注的行为，通常会反映出其表演型人格障碍或类型。另一方面，如果伴侣表现出过分认真的特征和完美主义的行为模式，则可能反映出强迫型人格障碍或类型。

伴侣个案概念化

对于个体来访者，大多数治疗方法都有其独特的个案概念化方法。而在与伴侣工作时，关系互动模式在很大程度上会影响对伴侣的个案概念化。“确切地说，治疗师的工作重点是围绕他们当下存在的困难，识别出有问题的互动循环。通常情况下，伴侣……会有1~2种基本互动模式促使当前问题呈现”（Gehart，2017，p. 256）。因此，在对伴侣进行个案概念化时，在关系背景下强调一种或多种伴侣关系模式，我们发现基于前述几种关系模式中的某一种来解释当前问题是有用的。

家庭个案概念化

家庭个案概念化是纳入了家庭或系统动力的个案概念化。令人惊讶的是，直到最近，家庭个案概念化才出现在家庭治疗的文献中（Sperry，2004，2005；Carlson，Sperry，& Lewis，2006）。同样，直至现在，家庭治疗的教科书才开始讨论家庭个案概念化的概念（Bitter，2009；Gehart，2010；Reiter，2013）。格哈特认为，家庭个案概念化是提供合格的家庭治疗的第一步，也就是治疗师“借助理论知识对其情况进行概念化”（Gehart，2010，p. 1）。

与个体的个案概念化一样，最实用的家庭个案概念化是要“重点关注单个家庭成员及整个家庭系统的独特背景、需求和资源”（Bitter，2009，p. 374）。自然地，家庭个案概念化要基于对家庭系统动力的详细评估。这包括对伴侣、父母和同胞子系统动力的评估。更具体地说，这包括了协商能力、权力分配和亲密关系，以及家庭资源、优势和家庭叙事（Sperry，2016）。

案例：杰茜和杰弗里

杰茜和杰弗里·莱曼近期开始进行关系咨询，原因是他们之间的冲突和对关系的不满越来越多。杰茜是一名 29 岁的第二代拉丁裔女性，有双相情感障碍病史。她与杰弗里结婚 6 年，夫妻俩没有孩子。杰茜因对伴侣关系不满且经常生气而寻求伴侣治疗。她承认自己曾考虑过离婚，尤其是当她对丈夫卖弄风情或威胁要离开他，但丈夫似乎对她都不感兴趣时。即使如此，她还是渴望能修复自己的婚姻。杰弗里是一名 34 岁白人工程师。他非常成功，但他很循规蹈矩，情感疏远，性格刻板，不愿意妥协。在开始接受治疗的 5 年前，杰茜被诊断患有双相 Ⅱ 型障碍和表演型人格障碍。她说个体治疗对她的双相症状有帮助，但药物治疗对她效果很差。杰茜说杰弗里在他们婚姻生活里向来“显然关心”她和她的症状，但她同时抱怨说“他却从未真正表现出来”。杰茜在经济上依赖杰弗里，因为她的精神状况使她无法寻找或维持全职工作。

她的主要抱怨之一是觉得杰弗里下班回来后对她不闻不问。她形容说，“没有拥抱，没有亲吻，也没有问候。他甚至不会问我过得怎么样，也不会告诉我他这一天过得怎样”。她说杰弗里把大部分时间都花在看电视机、读报纸或在他的“私人洞穴”（man cave）里玩游戏。杰茜为了与他有更多的接触，她会在对方回家之前就把自己“打扮得漂漂亮亮的”。她期待能被拥抱和亲吻，并希望两人能在晚饭时和饭后聊聊天。她尝试通过跟踪杰弗里，以及试图在他一到家就立即与他互动等策略来吸引杰弗里的注意力。杰弗里对此的反应先是感到愤怒，然后变得沉默和退缩。有时，他甚至不吃晚餐，而是在自己的“私人洞穴”里多待一会。这些情况加剧了杰茜内心的愤怒和被冷落感。她觉得自己是不可爱、被忽视、被拒绝的，这些都加剧了她的孤独感。

诊断评估结果显示：杰茜符合 DSM－5 中双相Ⅱ型障碍的诊断标准（296.89），严重程度为中度，并有表演型人格特质。杰弗里符合强迫型人格障碍的诊断标准（301.4）。这对伴侣的关系问题可被归类到 DSM－5（V61.0）中的关系不和谐。

个体（单个成员）个案概念化

对杰茜进行个案概念化的核心是她适应不良的表演型人格模式，即她寻求他人的关注。当她感觉自己不够好和不可爱时，这种模式就会被激发出来。这强化了她对持续获得关注的需要和要求。她认同自己是出身于中产阶级家庭且地位显赫的古巴裔美国人，她有高度的异文化适应。她做出的文化解释是“我和我丈夫之间存在巨大的性格差异”。因此，目前似乎不需要进行文化敏感性治疗。

对杰弗里进行个案概念化的核心是他的强迫型人格模式，在这种模式下，他过度工作，回避感情，并与他人保持距离。尤其是来自杰茜对亲近和情感表达的需要，会触发他的这种模式，反而使他变得更加兢兢业业、完美主义。杰弗里视自己为第三代

“拥有特权的中上层白人男性”。

伴侣个案概念化

这对伴侣关系中表现了一种“要求–回避”模式。从伴侣一方单独的个案概念化来看，这种模式是可以理解的。杰茜为满足自己对关注和爱的需要而采取的策略，加剧了杰弗里通过过度工作和情感疏远产生的可预见的回避行为。反过来，由此产生的距离感又循环回到杰茜那里，让她陷入孤独感和被拒绝感中。这导致杰茜对关注和亲密接触的需要进一步增加。

家庭个案概念化

虽然杰茜和杰弗里·莱曼没有养育孩子，但他们也是一个家庭单位，这是因为他们会受到源于各自原生家庭的家庭系统动力的影响。进一步的探究将会揭示他们的关系互动模式是如何受到原生家庭动力影响的。就家庭互动模式而言，莱曼的家庭反映了一种混合型中间家庭模式（Beavers & Hampson，1990，2019）。家庭个案概念化对于伴侣（即使是没有孩子的伴侣）的价值在于，它不仅能解释伴侣间的关系互动，还可以解释他们基于各自上一代原生家庭影响而产生的或可能面临的特定问题。混合型中间家庭的特点是试图通过权威来进行控制，不论是提要求、指责，还是公开或隐蔽地表达愤怒。遗憾的是，这种控制无法带来持续稳定的结果。毫无疑问，杰茜和杰弗里对他们的关系都不满意，他们也不觉得任何一方能有太多控制权。两人在权力和控制的斗争中都受到极大伤害。近期，他们很少有高质量共处的时间，而是在家庭之外寻求满足。此外，如果他们中的一方被诊断出精神障碍，那么很可能是问题的外化或付诸行动而造成的症状。因此，杰茜外化表现为双相情感障碍和表演型人格类型，也就不足为奇了。

治疗计划

为这对伴侣制订的治疗计划是杰茜继续接受个体治疗，同时他们共同接受伴侣治疗。伴侣治疗的重点是围绕关系互动模式提供心理教育并帮他们重新找到平衡。鉴于杰弗里有着十分牢固的回避和情感疏远模式，这个过程可能需要对他进行个体治疗，以改善和替换掉这种模式。比弗斯（Beavers）和汉普森（Hampson）（1990，2019）的书中清晰阐述了与混合型中间家庭有效开展工作的治疗策略。

总结评论

本章介绍了三种不同形式的个案概念化：个体、伴侣和家庭。由于大多数治疗师接受的是个体治疗培训，所以他们制订并实施针对个体的个案概念化是合情合理的，也符合现行的治疗标准。本章希望能让读者对伴侣和家庭个案概念化的临床价值有更多的理解和认识。预期在治疗中纳入这些不同形式的个案概念化信息或者仅仅是关系互动或家庭互动模式信息，都能极大地优化治疗效果。

第 5 章　　思考题

1. 讨论对个体进行个案概念化时，纳入伴侣和家庭个案概念化方法对于识别个体模式的好处。

2. 对本章介绍的11种人格类型进行比较，并在个案概念化的框架下讨论这些个体的多种模式和行动倾向。
3. 解释对本章讨论的5种关系模式进行识别是如何有助于个案概念化的，以及这与治疗目标和治疗结果有怎样的联系。
4. 在发现的9种家庭类型中，围绕需要进行干预的6种类型展开讨论，论述对这几类家庭进行个案概念化时，治疗计划部分应分别纳入哪些方法。
5. 列举一些例子来说明，在何种情况下将本章介绍的三种个案概念化（个体个案概念化、伴侣个案概念化和家庭个案概念化）包括在内将对治疗更为有益。

参考文献

[1] Beavers, W.R. (1981). A systems model of family for family therapists. *Journal of Marital and Family Therapy*, 7(4), 299 - 307.

[2] Beavers, W.R., & Hampson, R.B. (1990). *Successful families: Assessment and intervention*. New York, NY: Norton.

[3] Carlson, J., Sperry, L., & Lewis, J.A. (2005). *Family therapy techniques: Integrating and tailoring treatment*. New York, NY: Routledge.

[4] Christensen, A., & Shenk, J. (1991). Communication, conflict, and psychological distance in nondistressed, clinic, and divorcing couples. *Journal of Consulting and Clinical Psychology*, *59*(3), 458 - 463.

[5] Froude, C., & Tambling, R. (2014). Couples' conceptualizations of problems in couple therapy. *The Qualitative Report*, *19*(13), 1 - 19.

[6] Fruzzetti, A. (2006). *The high-conflict couple: A dialectical behavior therapy guide to finding peace, intimacy, and validation*. Oakland, CA: New Harbinger Publications.

[7] Fruzzetti, A., & Payne, L. (2015). Couple therapy and borderline personality

disorder. In A. Gurman, J. Lebow & D. Snyder (Eds.), *Clinical handbook of couple therapy* (5th ed., pp. 606 - 434). New York, NY: Guilford Press.

[8] Gehart, D. (2010). *Mastering competencies in family therapy.* Belmont, CA: Brooks/Cole.

[9] Gehart, D. (2017). Clinical case conceptualization with couples and families. In J. Carlson & S. Dermer (Eds.), *The SAGE encyclopedia of marriage, family, and couples counseling* (pp. 256 - 260). Thousand Oaks, CA: Sage Publications.

[10] Gottman, J. (2014). *Principia amoris: The new science of love.* New York, NY: Routledge.

[11] Hampson, R. B., & Beavers, W. R. (2012). Observational assessment. In L. Sperry (Ed.), *Family assessment: Contemporary and cutting-edge strategies* (pp. 83 - 114). New York, NY: Routledge.

[12] Hampson, R. B., & Beavers, W. R. (2019). Observational assessment. In L. Sperry (Ed.), *Family assessment: Contemporary and cutting-edge strategies, Second edition.* 99 - 132. New York, NY: Routledge.

[13] Holley, S. R., Haase, C. M., Chui, I., & Bloch, L. (2018). Depression, emotion regulation, and the demand/withdraw pattern during intimate relationship conflict. *Journal of Social and Personal Relationships*, *35*(1), 1 - 23.

[14] Johnson, S. (2008). *Hold me tight: Seven conversations for a lifetime of love.* New York, NY: Little, Brown.

[15] Knobloch-Fedders, L. M., Critchfield, K. L., Boisson, T., Woods, N., Bitman, R., & Durbin, C. E. (2014). Depression, relationship quality, and couples' demand/withdraw and demand/submit sequential interactions. *Journal of Counseling Psychology*, *61*(2), 264 - 279.

[16] Reiter, M. D. (2013). *Case conceptualization in family therapy.* Upper Saddle River, NJ: Pearson.

[17] Sperry, L. (2004). Family therapy with a historic-obsessive couple. In M. Macfarlane (Ed.), *Family treatment of personality disorders: Advances in clinical practice* (pp. 149 - 172). Binghamton, NY: Haworth.

[18] Sperry, L. (2005). Case conceptualizations: The missing link between theory and practice. *The Family Journal*, *13*(1), 71 - 76.

[19] Sperry, L. (2016). Teaching the competency of family case conceptualizations. *The Family Journal*, *24*(3), 279 - 282.

第二篇

实践方法

在第6~10章中，重点将转向对个案概念化从理论到实践的应用，并学习个案概念化能力。这几章将为读者介绍五种个案概念化方法。每一章都提供了能反映该模型的五个案例的完整个案概念化表格。我们对同样的五个案例在每一章都进行了分析，并提供了书面形式的个案概念化。第6章重点介绍了生物心理社会学个案概念化，第7章描述并阐释了认知行为治疗个案概念化，第8章重点介绍了限时动力性心理治疗个案概念化，第9章介绍了阿德勒疗法个案概念化，第10章重点介绍了接纳与承诺疗法个案概念化。附录中包括了附加的图表。这些章节为读者提供了一种实施个案概念化的整合模型，它将具体的治疗取向都包括在内，适用面很广泛。

读者将会注意到，每章会有针对五个案例的完整个案概念化内容。每个个案概念化都包括一张总结18个要素信息的表格和一段个案概念化说明，后者是对该表格信息的文字叙述版本。每章都强调了“易感因素”“治疗策略”和“治疗干预措施”，因为这些是五种结构化方法的标志性特征。

对于所有案例，个案概念化表格和说明中的许多要素都是相同或相似的，因为这些要素代表了个案概念化的共同结构。从教学角度来看，我们发现，在学习和掌握个案概念化这一胜任力的艰巨过程中，对个案概念化中恒定不变要素的不断重复是很有用且必要的。这也是我们在培训和工作坊中会运用的学习策略的重要组成部分。每章最后的思考题则为小组讨论或自学补充了另一个学习维度。

你可能会有这样的疑问：每个个案概念化中都必须包含所有18个要素吗？答案是“不”。有些人会认为，对于某些案例的个案概念化，在书写个案概念化的治疗构想部分包含较少的要素就足够了。其他主要与非多元化来访者群体工作的人可能会认为文化构想是不必要的，因此将在个案概念化中不包含这一部分。问题的关键在于，并不需要把这18个要素全都包括在内。也许你会认为，将临床表现、诱发因素、模式、治疗模式、治疗目标及治疗干预措施等12个或13个要素包括在内就足够了。我们需要清楚的是，当排除的要素越多，个案概念化的解释力和预测力也越有可能会被降低。

读者可能会问，为什么在动力性心理治疗一章中选择了限时动力性心理治疗。这里有几点原因。其中最主要的原因是这种方法是当今最常用，也是最常教授的动力性心理治疗之一。它也是一种基于研究和循证证据支持的方法，并且是基于胜任力的(Binder，2004；Binder & Betan，2013)。在动力性心理治疗流派的方法中，它可能是最容易学习和使用的。对本书而言，尤为重要的是，这个方法有定义明确、简单明了的个案概念化实施方案。

最后，第二篇的每一章都为读者提供了能提高他们建构个案概念化能力的机会。在每章的末尾都提供了练习说明，并也都附有针对练习的参考答案。

参考文献

[1] Binder, J. L. (2004). *Key competencies in brief dynamic psychotherapy: Clinical practice beyond the manual*. New York, NY: Guilford Press.

[2] Binder, J. L., & Betan, E. J. (2013). *Core competencies in brief dynamic psychotherapy: Becoming a highly effective and competent brief dynamic psychotherapist*. New York, NY: Guilford Press.

第 6 章

生物心理社会学个案概念化

本章描述并阐明了一种非理论的、有广泛基础的个案概念化方法。与大多数基于动力性理论、认知行为理论或人际关系理论的个案概念化方法不同，生物心理社会学方法在很大程度上是非理论的。此外，相比于那些关注范围更狭窄的大多数（如果不是全部的话）以理论为基础的方法，生物心理社会学方法的基础更为广泛，涵盖了人类经验的三大领域：生物、心理和社会文化。由于生物心理社会学方法认可了生物学的领域，所以其在心理治疗方法中独树一帜。

鉴于其生物学基础，这种方法对于那些有处方权的精神科医生、心理学家和护士，以及越来越多的虽无处方权但意识到生物学会影响个体功能与幸福感的从业者而言，是有很大吸引力的。由于生物心理社会学方法比只强调心理学领域的方法多涵盖了两个领域，所以也吸引了那些对心理治疗持折衷观点的人。这并不是说所有支持这种方法的人都是折衷主义者，而是说这种方法本身便于吸收来自所有治疗方法的干预措施。这意味着，有些人会在这种方法的指导下形成狭隘的个案概念化，即强调诊断、症状减轻和药物治疗；而另一些人，由于接受训练、积累经验和个人倾向性，则会基于更全面的诊断和临床构想，纳入更广泛的治疗干预措施。还有一些人追求根据特定来访者的需求和偏好“量身定制”治疗方案，他们会考虑其他个案概念化方法中的特征性要素是否与他们来访者的情况更加“契合”，然后建构出一种与认知行为治疗（或动力性治疗、阿德勒疗法等）个案概念化方法非常相似的个案概念化方法。

本章首先描述了生物心理社会学方法的观点和基本前提。接着，描述了生物心理社会学评估所涉及的因素，并提供了对这类评估进行总结的一些指导原则。然后，描述了形成和撰写生物心理社会学个案概念化的过程，进而将这一过程应用到第 1 章介绍的五个案例中。

生物心理社会学观点

生物心理社会学观点是由乔治·恩格尔（George Engel）于 1977 年提出的，是一种在思考和治疗医学疾病与心理疾病上更加整合且全面的方法（Engel，1977）。在此之后，它对精神病学、心理学、社会工作及近年来的心理咨询领域产生了越来越大的影响。有些人认为这种观点最好从系统论的角度来理解，而大多数人则不这么认为。在实际应用中，生物心理社会学个案概念化方法被当作一种非理论性的方法来使用。读者需要注意的是，这种个案概念化方法有时也被称为临床方法（Sperry et al.，1992）。

这种观点强调三组易感因素和资源：生物、心理和社会文化领域。易感因素是指容易患某种疾病或者表现出某种症状或受损。在这一观点中，应激源、来访者的易感因素和资源、功能水平或受损水平都是核心因素。这一观点有四个基本前提（Sperry et al., 1992）：

（1）最好从涉及生物、心理和社会学（biological，psychological，and social，BPS）因素的多重因果关系来理解来访者的问题，而不是单一病因。

（2）最好从来访者在生物、心理和社会学方面易感因素的角度来理解其问题。

（3）最好将来访者的问题理解为，基于来访者的易感因素和资源情况，其对应激源（生物的、心理的、人际的、环境的）做出的应对反应。

（4）治疗来访者问题的最佳方法是采用多模式策略，根据来访者的需求和期望灵活定制，而不是采用单一的治疗模式。

简而言之，应激源激活了个体的易感因素和资源，而症状则被理解为个体在其易感因素和资源条件下试图对应激做出的应对反应。因此，治疗的目的是采用量身定制的多模式策略，来改善症状，提高个体生活功能水平。

生物心理社会学评估

生物心理社会学观点的评估包括确定相关的生物、心理和社会学因素，即易感因素和资源或保护因素。一个因素的相关程度取决于它能在多大程度上解释来访者的行为、症状和功能受损情况。对生物学因素的描述，强调来访者的健康状况和家族健康状况，包括健康史、药物和医疗情况、环境毒素接触史，以及物质使用史（酒精、违禁药品、尼古丁、咖啡因）。对心理因素的描述，强调人格类型和应对能力，也包括适应的和适应不良的信念、情绪和情绪调节、行为过度和行为缺陷、技能缺陷，以及心理韧性和应对能力。对社会因素的描述，强调家庭动力和社会支持，包括来自朋友和同伴的影响、学校或工作上的要求、来自环境和社区的风险因素。

对影响特定来访者的生物、心理、社会学相关因素进行评估的四项指导原则是：

（1）识别并评估生物相关因素，尤其是来访者的健康状况和家族健康状况。留意来访者的健康史和健康行为、来访者出现的问题（即症状严重程度）、评估精神状态和家族精神病史；同时，也要考虑遗传、躯体疾病、处方或非处方药物与维生素的使用、物质使用（包括酒精、药物、咖啡因、尼古丁等）等生物因素导致或加重来访者症状的可能性。然后，用一句话概括这些生物因素。

（2）识别并评估心理相关因素，尤其是人格类型和应对能力。留意来访者出现的问题、既往精神疾病史、酒精和药物滥用（alcohol and drug abuse，AODA）史、成长史及人格评估或其他心理测验（如贝克抑郁量表）结果的同时，也要考虑来访者的人格类型、应对方式、内外部应激源，并对来访者的症状和功能受损是由哪些心理因素（如内心冲突、扭曲的客体关系、适应不良的行为、适应不良的信念和图式等）影响以及这种影响是如何发生的形成假设。然后，用一句话概括这些心理因素。

（3）识别并评估社会文化相关因素，尤其是家庭动力和社会支持。留意来访者的社会史，同时也要考虑其所处的社会背景和外部应激源，并对诸如家庭动力、社会支持网络、种族、边缘化、疏离、贫穷、偏见、越界、权力和支配、亲密关系冲突、交友和关系技能缺陷等多种社会因素是如何影响来访者的症状和功能受损的形成假设。然后，用一句话概括这些社会、家庭和文化性因素。

(4) 整合生物、心理和社会文化因素并撰写评估说明。将上述评估结果整合到生物心理社会学的评估说明中，明确来访者的症状、功能受损或冲突中反映出的各种生物、心理和社会文化易感因素。找出这些因素之间的相互作用。然后，将这些易感因素进行整合，撰写一份综合评估说明。该说明将为临床构想的“易感因素”要素和治疗构想的要素提供信息。

生物心理社会学个案概念化方法

这里介绍的生物心理社会学个案概念化方法与本书介绍的其他四种理论的方法相似，都有一些共同的要素。然而，一些特征性要素使得它也有别于其他四种方法。这些特征性要素包括易感因素、治疗目标、治疗重点、治疗策略及治疗干预措施。表 6.1 列出并描述了这 5 个特征性要素。

表 6.1　生物心理社会学个案概念化的特征性要素

要素	描述
易感因素	生物：尤其是个体健康情况和家族健康情况； 心理：尤其是人格类型和应对能力； 社会文化：尤其是家庭、社会史和支持

（续表）

要素	描述
治疗目标	减轻症状；恢复到基线水平或功能得到改善
治疗重点	由生物、心理或社会文化易感因素而引发或加剧的困境
治疗策略	基本治疗策略：如有必要，针对所有三个领域，即生物、心理和社会文化 常见策略：支持；替代；心理教育；药物治疗
治疗干预措施	药物评估和监测；关注对治疗的准备和治疗依从性问题；支持性治疗技术，如鼓励；认知行为干预，如用更具适应性的思维和行为替代适应不良的思维和行为；放松训练；角色扮演；行为激活支持团体/心理教育团体；让重要他人、家人、工作中的上级参与进来等

生物心理社会学个案概念化：五个案例

以五个不同的案例来说明生物心理社会学个案概念化的建构过程。在介绍每个案例的背景信息后，都有一个评估段落来明确指出与此方法相关的关键信息。然后，用表格总结了对每一个案例的诊断构想、临床构想和文化构想（在第 2 章和第 3 章中讨论的）中的 10 个要素，以及治疗构想（在第 4 章中讨论的）中的 8 个要素。最后，在个案概念化说明中整合这些信息：第一段报告诊断和临床构想，第二段报告文化构想，第三段报告治疗构想。

格里的案例

格里是一名35岁的非洲裔美国女性，担任行政助理。她单身独居，当出现抑郁和社交隔离症状3周后，公司的人力资源主管将她推荐到医院接受评估和治疗。她的缺勤促成了这次的推荐就诊。格里的症状是在上司和她讲了考虑提拔她的消息后不久开始出现的。她提及小时候当受到家人与同伴的批评和嘲笑时，她会变得孤立和回避他人。

- **生物心理社会学评估**　格里的家族史表明，她有抑郁的生物易感性。格里记得父母曾谈论过她的姨妈开过抗抑郁药。格里除了中度肥胖外，健康状况还算不错。她否认使用药物、酒精或娱乐性药物。她的成长史和社会史显示，父母对她要求苛刻、挑剔、情感疏远，她说他们很少给她情感上的支持，而是更偏爱她弟弟。此外，她还经常受到学校与邻居里同龄人的嘲笑和批评。她始终社交隔离，对拒绝很敏感，回避他人，而不是回击或化解他人的批评和嘲笑。她说自己童年时没有好朋友，只有一个同事让她觉得相处起来很舒服。除了一个姑姑外，她与家人联系也很有限。值得注意的是，尽管她已经大学毕业，并在岗位上工作了几年，但她在与人自信沟通、交友技能和问题解决技能方面仍然存在显著的技能缺陷。此外，她对和自己不能完全信任的人相处缺乏信心。她符合重性抑郁障碍、单次发作和回避型人格障碍的诊断标准。表6.2描述了诊断和生物心理社会学评估的结果，总结了完整个案概念化的关键要素。

表 6.2　个案概念化要素

要素	描述
临床表现	社交隔离和抑郁症状加剧
诱发因素	得知她正在被考虑升职和更换新主管的消息（**当前诱发因素**）；对亲密关系的需要以及对于她会受到批评、被拒绝和感到不安全的预期（**持续诱发因素**）
适应不良模式	当感到不安全时，会回避他人或与他人断绝联系
易感因素	**生物**：抑郁家族史 **心理**：羞怯、回避、不自信；对拒绝很敏感 **社会**：当前：回避挑剔和苛刻的人；既往：苛刻、挑剔、缺乏情感的父母；嘲笑、奚落、挑剔的同伴
维持因素	羞怯、独居和全面的社交隔离使她维持着这种状态
保护因素和优势	亲密、可信任的朋友和知己；稳定而有意义的工作；有资格获得工作便利
文化认同	中产阶级非洲裔美国人，有限的种族联系
文化应激与异文化适应	高度异文化适应；无明显异文化适应应激，但家庭性别角色强化了她不够好的观念
文化解释	抑郁是由工作压力和脑内化学物质失衡导致的
文化与人格	人格动力发挥着重要作用
治疗模式	与他人建立关系的同时感到更安全
治疗目标	(1°）减轻抑郁症状；增加社交活动；重返工作岗位 (2°）增强与他人建立联系并有效合作的能力
治疗重点	由生物心理社会学易感因素而引发或加剧的困境
治疗策略	药物治疗；支持；替代；技能训练
治疗干预措施	药物评估和监测；支持性治疗；替代适应不良思维和行为；心理教育团体；与工作中的主管合作

（续表）

要素	描述
治疗阻碍	“考验”治疗师；可能会抗拒团体治疗；过度依赖治疗师；难以结束治疗
文化性治疗	由于性别可能是一个问题，所以要分配具有支持性的女性治疗师
治疗预后	如果她社会交往和社交技能增加，并重返工作岗位，则预后良好

• **个案概念化说明** 格里表现出的社交隔离和抑郁症状加剧（**临床表现**），似乎是她对工作中自己被领导提拔和换新主管的消息（**当前诱发因素**），以及在渴望亲密关系的同时，她对会受到他人批评、被拒绝和感到不安全的预期（**持续诱发因素**）做出的反应。在格里的生活中，她发现尽可能地回避他人并在其他时候也只是有条件地与他人建立联系，是比较安全的；因此，她缺乏关键的社交技能，社交网络也很有限（**模式**）。格里的姨妈曾服用抗抑郁药，说明她有抑郁家族史。在格里的成长过程中，父母对她要求苛刻、挑剔、情感疏远，很少给她情感上的支持，而更偏爱她的弟弟。她曾经常受到同龄人的嘲笑和批评，这使得她羞怯、回避、不自信，对拒绝很敏感。她觉得只有回避他人，才能避免被苛刻对待、批评或嘲笑，这也限制了她学习适应性人际交往技能的机会（**易感因素**）。她的羞怯、独居、有限的社交技能及其认为社交隔离会更安全等因素，使得这种模式得以维持（**维持因素**）。格里与工作中的好友之间有一种安全的依恋关系，而且在多年工作经历中，她能对工作尽责并投身其中。她还受益于立法机构，通过

这些机构，她可以为自己的工作寻求便利（**保护因素/优势**），如《美国残疾人法案》。

格里认同自己是中产阶级非洲裔美国人，但她对非洲裔美国人社区没什么兴趣，也并未参与其中（**文化认同**）。她异文化适应程度高，父母也是如此，但她家族体系中更重视男性。这种对男性的偏心似乎强化了她是不受欢迎和不够好的观念（**文化应激与异文化适应**）。她认为自己的抑郁是由工作压力和脑内化学物质失衡导致的（**文化解释**）。未发现显著的文化性因素起作用。从目前临床表现来看，格里的人格动力似乎在很大程度上发挥着作用，但也要考虑性别角色方面的议题（**文化与人格**）。

格里面临的挑战是更有效地运作社会功能，并能在与他人交往中有更多安全感（**治疗模式**）。一阶目标（1°）是减轻抑郁症状，提高人际交往和交友技能，帮助她重返工作岗位，并增加其社交网络。二阶目标（2°）是努力提高她与他人建立联系，并与他人有效合作的能力（**治疗目标**）。治疗重点是由生物心理社会学易感因素而引发或加剧的困境，这将使治疗目标始终处于治疗首位（**治疗重点**）。基本治疗策略是针对其易感因素工作的同时，培养她形成更具适应性的模式和功能。具体治疗策略包括药物治疗、支持、替代及技能训练（**治疗策略**）。首先，将通过药物治疗、提供支持来减轻其抑郁症状，通过行为激活试图让她能精力充沛地承担日常工作和责任。接下来，将针对她对拒绝敏感和与他人社交隔离的问题，采取认知和行为替代干预。然后，在团体治疗设置下进行社交技能训练，侧重于自信的沟通、信任和交友技能。最后，将会与格里的工作主管和人力资源主管合作，努力让格里回到一个相对容易承受的工作环境中。治疗将按照顺序进行，由其主治医生（与诊所的精神科医生协商）进行药物管理，随之即以个体治疗形式开展认知和行为替代治疗，这将为她过渡到团体治疗模式做好准备（**治疗干预措施**）。可以预料到治疗中会遇到一些阻碍和挑战。鉴于她具有回避型人格结构，所以很可能会出现矛盾型阻抗。可预见的是，她将很难与治疗师讨论个人问题，会“考验”治疗师，可能会因临时改变或取消会谈或者迟到而挑起治疗师对她的批评，可能会拖延时间、回避情感，或以其他方式“考验”治疗师的可信度。一旦取得了对治疗师的信任，她很可能会对治疗师和治疗紧抓不放；因此，除非增加她在治疗之外的社会支持系统，否则可能会很难结束治疗。此外，她的回避模式可能会使她很难进入并持续参与团体治疗。因此，个体治疗可以作为进入团体治疗的过渡，包括与团体治疗师有一些接触，团体治疗师应该持接纳和不做评判的态度。这可能会增加格里的安全感，减少她在团体情境中自我暴露的难度。另一个要考虑的因素是移情活现。考虑到她曾受父母与同龄人批评和取笑的程度，可预见的是，治疗师的任何不耐烦和言语或非言语的批评都会激活这种移情。最后，由于她对所信任的人会有依赖倾向，所以提高她的能力，让她更有信心能独立地工作，并延长最后四五次治疗之间的时间间隔，这可以减少她对结束治疗的矛盾心理（**治疗阻碍**）。鉴于格里的人格动力，文化应激似乎并未显著影响治疗进展。不过，考虑到她家庭中的性别角色、她与父亲之间的紧张关系，以及自那之后她与男性的关系发展就变得很有限，性别动力可能会影响治疗关系。因此，这些提示在治疗的初始阶段，或许应该由女性治疗师来进行个体治疗和团体治疗（**文化性治疗**）。如果格里在治疗中与治疗外，在自信心、人际关系技能和社交技能上有所提高，并重返工作岗位，那么我们可以认为其预后良好；如果不能，预后则不容乐观（**治疗预后**）。

安东尼的案例

安东尼是一名25岁左右的非洲裔美国海军海员，曾在受到轻度挑衅的情况下对他人大打出手。最近，指挥官命令他接受强制性心理咨询。他从婴儿时期到入伍前都是住在寄养家庭里，大多数时间是在一个虐待他的非洲裔美国人寄养家庭。

- **生物心理社会学评估** 安东尼说他在非洲裔美国人寄养家庭中遭到忽视和虐待，在情感上、言语上和身体上的虐待，尤其是养母会用种族歧视来恐吓他，而养母的大女儿曾在安东尼年幼时多次对他进行性骚扰。15岁时，他拒绝被虐待并与养母对峙，这才有效地制止了虐待行为。但这也导致他被逐出家门。此后，他变得刻意报复、有攻击性和怀有戒心，对拒绝也变得更加敏感。加入海军为他提供了稳定的环境和成长学习的机会。他描述说，虽然他努力成为一名优秀的海员，但却经常受到同伴嘲弄，并受到白人同伴和军官的不公平对待。除了寄养家庭对他的忽视和虐待外，他说他有一个能给予他情感支持的男性朋友和知己。然而，就在安东尼应征入伍之前，这位男性朋友却意外身亡了。虽然他渴望与女性建立亲密无间的关系，但他又缺乏经验，并对亲密关系心存戒备。他没有明显的生物学易感因素。表6.3描述了诊断和生物心理社会学评估的结果，总结了完整个案概念化的关键要素。

表 6.3　个案概念化要素

要素	描述
临床表现	言语和身体报复；困惑
诱发因素	发生矛盾导致与其他海员产生肢体冲突（**当前诱发因素**）；感到被同伴和权威人士不公平对待（**持续诱发因素**）
适应不良模式	反击并有条件地与他人建立联系
易感因素	**生物**：未发现生物学易感因素 **心理**：有攻击性；冲动；多疑；防御；对拒绝敏感 **社会**：当前：被同伴奚落和虐待；权威人士的专横行为；过去：被寄养家庭忽视和虐待；丧失支持性的朋友和知己
维持因素	多疑；情绪调节能力不足；缺乏冲突解决技能
保护因素和优势	最好的朋友是能与他建立安全依恋的人；聪明，热爱阅读，兴趣广泛；有创造力；恪尽职守
文化认同	非洲裔美国人；对种族参与持有矛盾的态度
文化应激与异文化适应	高度异文化适应，同时伴随着较大的文化应激
文化解释	种族贬低；白人同伴和上司的种族挑衅
文化与人格	人格和文化性因素发挥着作用
治疗模式	谨慎地与他人建立联系及交往
治疗目标	(1°) 控制愤怒和冲动；增加积极应对技能；寻找原生家庭 (2°) 增强他与其他人安全相处的能力
治疗重点	由生物心理社会学易感因素而引发或加剧的困境

（续表）

要素	描述
治疗策略	针对心理和社会易感因素；培养更具适应性的功能；支持；替代；技能训练和心理教育；认知重构
治疗干预措施	取代适应不良的思维和行为；冲动调节、情绪调节技能训练团体；肯定；鼓励寻找原生家庭
治疗阻碍	与男性治疗师发生移情与反移情活现；攻击性的付诸行动；依赖治疗师并将其理想化
文化性治疗	治疗性建构与处理寄养家庭的偏见和虐待；阅读疗法
治疗预后	良好到非常好

• **个案概念化说明** 安东尼言语和肢体上抨击他人以及对别人的意图感到困惑（**临床表现**），似乎是他面对同伴的嘲弄和挑衅做出的反应，这导致发生肢体冲突（**当前诱发因素**），并且他觉得受到同伴和权威人士的不公平对待（**持续诱发因素**）。在安东尼的生活中，他一直在寻求被人接纳，并试图弄明白自己被忽视、被虐待和被抛弃的经历，而在感到面临威胁或感到被不公平对待时，他通过积极反击和有条件地与他人建立联系来保护自己（**模式**）。

（**易感因素**）。他情绪调节能力不足，冲突解决技能缺乏，使得这种模式得以维持（**维持因素**）。安东尼的治疗中也有一些保护因素和优势，包括童年最好的朋友是他唯一建立了安全依恋的对象。他很聪明，喜欢阅读，兴趣广泛，至少到近期为止他的军衔一直在定期晋升。他还会写诗，并学会了两门外语。此外，他还受益于一个充满关爱性的军事指挥和组织机构，对于他过去的攻击性行为，该机构鼓励其进行咨询和治疗，而不是采取惩罚性措施（**保护因素/优势**）。

安东尼认同自己是非洲裔美国人，并保持着一些种族间的联系（**文化认同**）。尽管他有高度异文化适应，但仍然受到相当严重的种族歧视，而他的文化性信念似乎加剧了这种歧视（**文化应激与异文化适应**）。他认为他的问题是由非洲裔美国人寄养家庭对他的种族贬低和虐待，以及白人同伴和海军上司对他的种族挑衅所导致（**文化解释**）。人格和文化因素似乎都在其中发挥作用（**文化与人格**）。

安东尼若想更有效地运作社会功能，他面临的挑战是在谨慎了解和信任他人的同时，与他人建立关系（**治疗模式**）。

____

____

____

____

____

____

（**治疗目标**）。治疗的重点是由生物心理社会学易感因素而引发或加剧的困境，这将使治疗目标始终处于治疗首位（**治疗重点**）。相应的治疗策略包括治疗性支持、替代和心理教育（**治疗策略**）。

（**治疗干预措施**）。可以预见，治疗中会遇到一些阻碍和挑战，包括：安东尼可能很快就会把一位关心他的治疗师认同为他从未拥有过的积极的父亲般的形象和榜样。这也很可能会引起可预见的移情与反移情活现，致使他做出攻击性的付诸行动（**治疗阻碍**）。除了解决人格和人际关系问题的治疗目标外，达到有效的治疗结果还需要解决文化层面的偏见，不仅是来自白人同伴和上司的偏见，还有他经历过的黑人对黑人的偏见。将寄养家庭对他的偏见和虐待，归结为该家庭中世代传递的自我厌恶，可能会对治疗有所帮助；然后，可以做出治疗性处理。由于他酷爱阅读，那么阅读疗法，即分析和解释这种偏见的书籍和文章，可以成为一种有用的辅助治疗手段（**文化性治疗**）。安东尼为治疗带来了许多优势和资源，其中包括聪明、兴趣广泛又酷爱阅读、定期晋升职级（至少到最近为止）、创作诗歌，以及学习了两门外语。这些资源再加上他的改变动机，表明他会有良好到非常好的预后（**治疗预后**）。

玛丽亚的案例

玛丽亚是一名 17 岁的第一代墨西哥裔美国女孩，她因为情绪低落问题而被转介到心理咨询机构。她对于自己决定去上大学，而不是留在家里照顾身患绝症的母亲一事感到很矛盾。家人希望她能待在家里。她对 17 岁时离开家的姐姐感到很生气，因为父母坚持认为其文化“要求”姐姐要在父母年老或生病时照顾他们，而姐姐却离开了家。她的英裔朋友鼓励她去上大学，追求自己的梦想。

- **生物心理社会学评估** 玛丽亚在父母的坚持下前来接受心理咨询，原因是她曾有一次喝酒。玛丽亚没有物质滥用或其他精神障碍家族史，而且她“被酒冲昏了头脑”。“除了让我恶心之外，它对我没有任何帮助。”她报告自己没有健康问题，也没服用任何药物，除了尝试过一次喝酒外，从未使用过娱乐性药物。她家族中没有心理问题或物质使用方面的病史，也没有相关治疗经历。在人格类型上，玛丽亚表现出取悦他人和依赖他人的需要，她难以表达自己的不同意见，不够自信。据了解，她父母相当严厉苛刻，他们坚持“老一套”，即认为成年的女儿要放弃自己的生活照顾年迈或生病的父母。她的英裔朋友鼓励她从家庭中脱离出来，但她父母坚持认为她和姐姐一样叛逆。在玛丽亚 4 岁时，她们全家从墨西哥移民到美国。值得一提的是，她父母需要依赖她给他们做翻译。表 6.4 描述了诊断和生物心理社会学评估的结果，总结了完整个案概念化的关键要素。

表 6.4 个案概念化要素

要素	描述
临床表现	情绪低落；困惑；尝试喝酒
诱发因素	在离家去上大学还是留下来照顾父母的问题上面临压力和冲突（**当前诱发因素**）；期望自力更生、独来独往，不然则以牺牲自己的需要为代价满足他人的需要（**持续诱发因素**）

（续表）

要素	描述
适应不良模式	满足他人而非自己的需要
易感因素	**生物**：除了尝试过一次喝酒外，无其他问题 **心理**：需要取悦他人；难以表达与他人不同的意见；依赖性强；缺乏自信技能 **社会**：当前：严厉苛刻的父母；朋友希望她摆脱家庭束缚；父母说她叛逆；过去：幼年时就移居美国；担任父母的翻译
维持因素	依赖和讨好型人格；缺乏自信；文化性期望
保护因素和优势	强烈的家庭、社会和宗教价值观；出色的学生；紧密联系和安全的文化性社区
文化认同	墨西哥裔美国工人阶级
文化应激与异文化适应	中低程度的异文化适应；应激来源于对父母及文化性期望的矛盾情感
文化解释	因“缺乏信仰”导致的问题
文化与人格	人格和文化性因素发挥着作用
治疗模式	满足她自身和他人的需要
治疗目标	(1°) 增强自我效能感、自信及决策能力；减少情绪化 (2°) 帮助她在满足自身需要和家庭需要之间找到平衡点
治疗重点	由生物心理社会学易感因素而引发或加剧的困境
治疗策略	针对家庭和人际间的易感因素；培养更具适应性功能；支持；替代；技能训练

（续表）

要素	描述
治疗干预措施	支持性技术；认知行为替代；角色扮演以增强其权力感和提高自信技能
治疗阻碍	可能会屈从于父母及文化性期望；取悦治疗师；治疗师可能会在不经意间倡导自主权
文化性治疗	对照料者角色和需要取悦他人的文化性期望进行处理；围绕父母文化性期望进行家庭会谈
治疗预后	一般到良好

• **个案概念化说明** 玛丽亚的抑郁症状、困惑和最近尝试喝酒（**临床表现**），似乎是她对离家上大学还是留下来照顾父母这一问题上面临的压力和冲突（**当前诱发因素**）做出的反应，以及对于要自力更生和独处还是要以牺牲自己的需要为代价来满足他人需要这一问题（**持续诱发因素**）做出的反应。在玛丽亚的生活中，她一直试图成为一个好女儿、好朋友，但却越来越多地“陷入”以牺牲自身需要为代价来满足他人需要的境地（**模式**）。

____

____

____

____

____

____

（**易感因素**）。她缺乏自信，也不愿意让父母失望，这使得她的这种模式得以维持（**维持因素**）。玛丽亚带入治疗中的一些保护因素包括强烈的家庭、社会和宗教价值观，这可能会促使她确立重要的人生方向。她也非常聪明且在学校表现出色。她还受益于一个紧密团结的家庭和文化性社区，在其中她可以感到安全和被支持（**保护因素/优势**）。

玛丽亚认同自己是墨西哥裔美国工人阶级的一员，她对该文化传统的参与程度中等（**文化认同**）。她的异文化适应处于中低水平，而其父母异文化适应水平则较低。由于姐姐拒绝遵守长女要满足父母的需要而非自己的需要的文化性使命，现在这个责任就落在了玛丽亚身上。玛丽亚在遵从文化性规范和期望还是遵从自己的意愿上的矛盾心理，让她很苦恼（**文化应激与异文化适应**）。她对自己问题的解释模式是，认为这是由“缺乏信仰”所导致的，这种想法与她较低的异文化适应水平相一致。虽然她和家人刚来这里时受到了一些歧视，但当他们搬到一个“更安全”的墨西哥裔美国人社区时，这种歧视就不存在了（**文化解释**）。人格和文化因素似乎都在其中发挥作用。确切地说，这种助长依赖性的文化动力，即好女儿就要孝顺父母，强化了她的依赖型人格动力（**文化与人格**）。

玛丽亚若要更有效地运作社会功能，她面临的挑战是做到既满足自己的需要，也能满足他人的需要（**治疗模式**）。

(**治疗目标**)。治疗的重点是由生物心理社会学易感因素而引发或加剧的困境，这将使治疗目标始终处于治疗首位（**治疗重点**）。与这些治疗目标和治疗重点相对应的治疗策略包括治疗性支持、技能训练、替代及心理教育（**治疗策略**）。

(**治疗干预措施**)。就治疗过程中可能会遇到的阻碍和挑战而言，玛丽亚很可能会试图取悦治疗师，欣然同意治疗师提出的建议和在治疗间隙布置的任务，但事后又变得内心矛盾，继而无法坚持完成。来访者也可能会屈从于父母的期望。因此，在治疗初期，治疗师或许可以做出预测性解释，即澄清这种情况可能会发生，但这并不意味着失败，而是可以通过治疗加以处理的。最后，与依赖型来访者工作时，治疗师需要预见到自己的需求和价值观可能会成为治疗的阻碍。当来访者还没有做好充分准备的情况下，治疗师在不经意间倡导并期望来访者能独立自主时，就可能出现这种情况（**治疗阻碍**）。要达到有效的治疗结果，还需要处理相关的文化动力。具体来说，这可能涉及对她的解释模式，即她认为问题的根源是缺乏信仰，进行治疗性处理。根据这种信念的显著性和强度，可以使用心理教育和认知辩论。鉴于她有取悦父母的需要，治疗中也要对照顾父母这种文化性期望加以处理。另外，还可以安排家庭会谈，让父母有机会反思和修正对她的文化性期望（**文化性治疗**）。除了人格和文化的影响，玛丽亚带入治疗中的资源也影响着她的预后。她聪明伶俐，学业有成，已经明确了自己的需求和职业理想。不过，考虑到她较低的异文化适应水平和依赖型人格动力，她的预后属于一般到良好的范围（**治疗预后**）。

理查德的案例

理查德是一名41岁的白人男性，他因最近离婚后感到焦虑、悲伤和愤怒来接受咨询评估。他目前独自生活，是一名机械操作员，经常出入夜总会，在那里“寻找完美女人”。在过去的6年里，他做过4份工作；在最后一份工作中，他因与一名女同事发生冲突后用拳头砸穿墙壁而被解雇。他父母都酗酒，他形容父母“总是吵架”，他是家里的独生子。

- **生物心理社会学评估** 理查德和他父亲的共同特征是他们都喜怒无常、冲动易怒。与父亲酗酒不同，理查德否认自己滥用酒精或药物，他说“我无法忍受自己像他那样”。在人格类型方面，理查德表现出许多自恋特质，包括特权感、缺乏共情、高傲、傲慢的态度及肤浅。此外，他难以控制自己的愤怒和冲动是一个突出的问题。据他描述，他很难以合作和友好的方式与人交往。他似乎不愿意满足他人的人际间需要，并将女性视为可以利用的物化对象；他也表现出沟通技能有限。从他的成长史来看，他曾被愤怒、虐待、酗酒的父亲和酗酒、情感淡漠的母亲之间的争吵吓坏了。他承认自己成长过程中唯一的朋友就是外祖母。只有在外祖母身边，他才会感到安全和被接纳。外祖母大约一年前去世了，那时他的问题似乎更加严重。表6.5描述了诊断和生物心理社会学评估的结果，总结了完整个案概念化的关键要素。

表 6.5　个案概念化要素

要素	描述
临床表现	愤怒爆发、悲伤和焦虑
诱发因素	近期离婚，还因为用拳头砸穿墙壁而在最后一份工作中被解雇（**当前诱发因素**）；自我评价低、孤独或觉得别人不认为他很特别（**持续诱发因素**）
适应不良模式	抬高自己，贬低和利用他人
易感因素	**生物**：未发现生物学易感因素的影响 **心理**：特权感；肤浅；缺乏冲动控制能力；缺乏共情；高傲自大的态度 **社会**：当前：难以满足人际间的需求，难以控制愤怒；物化女性；沟通技能有限；过去：被酗酒和虐待的父亲和母亲之间的争吵吓坏了；外祖母给了他安全感和接纳
维持因素	易冲动；人际关系技能有限；无法共情
保护因素和优势	与外祖母之间有安全的依恋关系；有心理韧性、有魅力、有吸引力
文化认同	中产阶级白人男性
文化应激与异文化适应	高度异文化适应；没有明显的文化应激，但在治疗过程中应注意探讨其特权感
文化解释	因虐待、缺乏关爱的父母而导致的焦虑、愤怒和悲伤
文化与人格	人格动力起作用，但应对特权感加以探讨
治疗模式	自信并尊重他人
治疗目标	(1°) 控制愤怒和冲动；减少悲伤和焦虑 (2°) 增强与他人交往的能力，减少自恋人格类型的特征

（续表）

要素	描述
治疗重点	由生物心理社会学易感因素而引发或加剧的困境
治疗策略	针对心理易感因素，培养适应性功能；支持；技能训练；替代
治疗干预措施	支持性技术；认知行为替代；培养控制愤怒和冲动的技能；通过角色扮演培养约束力和尊重他人的态度
治疗阻碍	最小化问题行为；理想化或贬低治疗师；态度傲慢
文化性治疗	治疗中没有明确的文化要素需要关注，但要处理特权感的动力
治疗预后	一般

• **个案概念化说明** 理查德表现出的愤怒爆发、悲伤和焦虑（**临床表现**）似乎是他对近期的离婚事件和在最后一份工作中因为用拳头砸穿墙壁而被解雇的事情（**当前诱发因素**），以及自我评价低、孤独或觉得别人不认为他很特别（**持续诱发因素**）做出的反应。从青春期开始，他就以攻击性的方式贬低和辱骂他人，抬高自己，因此很难维持安全和令人满意的人际关系（**模式**）。

（**易感因素**）。他无法共情、冲动又缺乏人际交往技能，使得这种模式得以维持（**维持因素**）。理查德对外祖母的安全依恋是一种保护因素，也证明他能够关心他人。理查德给治疗带来的最突出优势是有心理韧性，而且他还很有魅力和吸引力（**保护因素/优势**）。

理查德认同自己是一名中产阶级白人男性（**文化认同**）。看起来他高度异文化适应，未发现显著的文化应激（**文化应激与异文化适应**）。他把自己目前愤怒爆发、悲伤和焦虑问题归因于虐待的、缺乏关爱的、喝酒后经常吵架的父母给他树立了坏榜样（**文化解释**）。最后，人格动力是主要因素，足以解释他目前的问题和模式，但在治疗中探讨他的特权感将有助于治疗（**文化与人格**）。

理查德若要更有效地运作社会功能，他面临的挑战是能保持自信的同时，努力做到更加尊重他人（**治疗模式**）。

____

____

____

____

____

____

（**治疗目标**）。治疗强调聚焦于由生物心理社会学易感因素而引发或加剧的困境（**治疗重点**）。与这些治疗目标和治疗重点相对应的治疗策略包括治疗性支持、技能训练、替代（**治疗策略**）。

____

____

____

（**治疗干预措施**）。关于可能出现的治疗阻碍和挑战，理查德很有可能会通过责怪环境或他人来尽量最小化自己的问题行为。可以预见，至少在治疗的初始阶段，他会交替出现对治疗师的理想化或贬低。他的特权感和傲慢的态度可能会激活治疗师的反移情。此外，对于伴有自恋人格类型的来访者，他们在症状、直接冲突或应激充分缓解后中断治疗的情况并不少见，因此若治疗师认为来访者可以在继续治疗中获益，治疗师需要在治疗开始时及之后向来访者指出，在来访者潜在的适应不良模式未充分改变之前，今后将不可避免地出现类似的问题（**治疗阻碍**）。由于主要影响因素是人格动力，所以除了围绕他的特权感进行探讨之外，没有明确的文化要素需要关注（**文化性治疗**）。最后，考虑到来访者有条件的人际交往方式、多次被解雇和易冲动，所以我们认为他的预后一般（**治疗预后**）。

卡特里娜的案例

卡特里娜是一名 13 岁的混血女孩。由于她最近出现抑郁症状、学习成绩变差、在学校有对抗行为并与其他同学打架，她被辅导员转介来做心理咨询。自从卡特里娜无意中听到母亲和姨妈的谈话，发现父亲有长达 8 年的外遇之后，她在过去的 6 个月里表现出的攻击性行为和学业上的困难都越来越多。当得知父亲还有另外两个孩子时，她感到非常震惊。她还在课堂上多次与其他同学打架，经常与母亲发生冲突，在过去 6 个月里旷课了 15 天，并且学习兴趣减退。虽然她以前学习成绩很好，但她现在对曾经能让她体验到快乐的绘画和阅读等活动都明显丧失了兴趣。卡特里娜的父亲目前住在波多黎各，与家人没有任何联系。卡特里娜与母亲和弟弟住在她学校附近的一间小公寓里。她对现在局促的居住空间感到很沮丧，因为父亲一年前离开后，他们不得不从之前居住的独栋住宅里搬出来。

由于卡特里娜是未成年人，在初始访谈中，学校咨询师需要同卡特里娜及其母亲一起交谈。卡特里娜的母亲朱莉娅说，她认为卡特里娜不会和大部分人谈论她的问题，因为她不信任任何人。在第一次会面时，卡特里娜说她不信任任何人，如果咨询师是要告诉她该怎么做，她便没兴趣再参加咨询会谈。在初始访谈中，卡特里娜很难进行自我暴露，大多数问题是朱莉娅回答的，有时在卡特里娜努力要讲话时，朱莉娅会替她说话。

- **生物心理社会学评估**　卡特里娜的母亲透露，卡特里娜的父系亲属中有抑郁和愤怒问题的家族史。卡特里娜否认服用任何药物、酒精或物质滥用，她还说："我并没有真正的父亲，因为真正的父亲应该照顾家庭。"她厌倦了老师和母亲总是强迫她做不想做的事。由于别人对她的控制和不支持，她对别人持有一些偏执和不信任的看法。在与同伴最开始见面时，她的人际交往类型往往是偏执且有攻击性的。对卡特里娜的成长史和社会史进行的评估显示，卡特里娜有一个不称职的、控制的、挑剔的父亲，她几乎没有朋友，而且从7岁开始，她就经常在学校与同学发生肢体冲突。表6.6描述了诊断和生物心理社会学评估的结果，总结了完整个案概念化的关键要素。

表 6.6　个案概念化要素

要素	描述
临床表现	抑郁症状、攻击行为和社交隔离
诱发因素	得知父亲不忠且在外面有孩子（**当前诱发因素**）；感到自己受他人侵犯或控制时就会进行报复（**持续诱发因素**）
适应不良模式	与权威人士和同伴对抗，以保护自己免受潜在的伤害和拒绝
易感因素	**生物**：有抑郁和愤怒问题家族史 **心理**：偏执；不信任别人；避免被控制 **社会**：挑剔的父亲，控制的母亲；几乎没有朋友，在学校经常发生冲突和打架
维持因素	社交隔离，缺乏支持系统；母亲和老师刻板地强迫她服从；挫折承受能力差；缺乏自信沟通技能
保护因素和优势	与姨妈和弟弟关系紧密；聪明、有创造力、有心理韧性
文化认同	西班牙裔美国人和非洲裔美国人；低收入阶层
文化应激与异文化适应	低至中等程度的异文化适应水平和文化应激
文化解释	否认有抑郁症；认为如果老师和母亲不那样控制她，她会感觉好些
文化与人格	人格动力和文化动力都发挥着作用
治疗模式	增强安全感和与他人建立关系的能力
治疗目标	(1°) 减少抑郁症状和攻击性行为 (2°) 增强安全感，减少偏执型人格风格
治疗重点	由生物心理社会学易感因素而引发或加剧的困境

（续表）

要素	描述
治疗策略	技能训练；动机访谈；愤怒管理；支持；家庭治疗
治疗干预措施	决策平衡；为改变问题做好准备；渐进式肌肉放松训练；优势评估；使用隐喻；替代适应不良的想法和行为
治疗阻碍	可能抗拒个体治疗和团体治疗；在家庭治疗期间可能会对母亲大发脾气；难以进行自我暴露
文化性治疗	指派一名女性治疗师；文化敏感性治疗和家庭治疗
治疗预后	如果能将保护因素纳入治疗中，预后会是一般到良好

• **个案概念化说明** 卡特里娜表现出日益增多的在社交隔离、攻击性和对抗性行为及抑郁症状等方面的问题（**临床表现**），似乎是她对近期得知父亲出轨并在外面有孩子这一消息的反应（**当前诱发因素**）。在卡特里娜觉得自己受到他人侵犯或控制时，她会有报复倾向（**持续诱发因素**）。由于卡特里娜与父亲缺乏联系，对父母也缺乏信任，她会通过与权威人士和同龄人对抗的方式，来保护自己免受进一步的伤害和抛弃（**模式**）。简而言之，可以从卡特里娜因父亲的出轨行为而对他失去信任这一视角来理解她的模式。此外，她感到自己被父亲抛弃，似乎影响了她的核心信念，包括对他人的不信任和对他人意图的偏执想法。

（**易感因素**）。由于卡特里娜不愿意寻求帮助，参与治疗的积极性不高，社交隔离，缺乏支持系统，母亲和老师会很严苛地强迫她服从，挫折承受能力差，缺乏自信的沟通技能，这些因素使得卡特里娜的模式得以维持（**维持因素**）。尽管卡特里娜目前面临着多种挑战，但她与姨妈和弟弟的关系非常亲密。除了家庭中的亲密关系外，卡特里娜还表示，她觉得自己有责任照顾弟弟，并尽一切可能保护他不受伤害。最后，她的优势包括她希望成为一名优秀的艺术家，她意志坚定、很聪明、有共情力和创造力（**保护因素/优势**）。

卡特里娜认同自己是异性恋者和混血儿。她认为自己既是西班牙裔美国人，又是非洲裔美国人，但她表示与这两种身份的民族和文化传统的关联都很少。她希望自己能和朋友们一样，不想因为在朋友们面前跟母亲讲西班牙语而感到自己与众不同或怪异（**文化认同**）。她的异文化适应程度中等，虽然母亲要求她在家里要讲西班牙语，但她在外面时不喜欢讲。卡特里娜母亲的异文化适应程度较低，表现在：她讲英语会有困难，几乎没有讲英语的朋友，她是第一代波多黎各裔美国人，也是非洲裔美国人，她说自己在美国生活得并不开心，并打算在卡特里娜高中毕业后就搬回波多黎各（**文化应激与异文化适应**）。卡特里娜并不认为自己有抑郁症，而是觉得如果别人能少点控制欲，“少点颐指气使”，她就不会那么讨厌别人了（**文化解释**）。似乎中等程度的文化因素和中等程度的人格动力因素，都影响着她目前的问题(**文化与人格**)。

卡特里娜要想更有效地运作社会功能，她面临的挑战是提高信任他人的能力、增强安全感，以及更好地与他人建立关系（接近他人）（**治疗模式**）。

____

____

____

____

____

____

（**治疗目标**）。治疗重点强调聚焦于由生物心理社会学易感因素而引发或加剧的困境（**治疗重点**）。基本治疗策略是支持、愤怒管理、技能训练、动机访谈、心理教育，以及转介到团体治疗和家庭治疗（**治疗策略**）。

____

____

____

____

____

____

（**治疗干预措施**）。由于卡特里娜参与治疗的积极性不高，而且她的偏执特质与其对抗行为有关，所以治疗过程中预计会遇到一些阻碍和挑战。可预见的是，鉴于她无法信任治疗师，她将会很难与治疗师讨论个人问题，而且她可能经常对治疗师做出考验性行为（**治疗阻碍**）。考虑到卡特里娜的年龄和她母亲的异文化适应水平，治疗中需要涉及一些文化敏感性要素。鉴于卡特里娜的混血儿身份和她在两种文化中的个人经历，将采用文化敏感性干预和家庭治疗来解决文化因素带来的问题。此外，由于性别动力可能是一个问题，所以为她指派一名女性治疗师可能会有所帮助（**文化性治疗**）。假如卡特里娜在治疗过程中能更多地参与进来，能利用自己的优势，并寻求姨妈的支持，那么可以判定她的预后会是一般到良好（**治疗预后**）。

技能培养练习：生物心理社会学个案概念化

根据我们的经验，利用这种方法和类似的技能培养练习，受训学员和从业者在形成个案概念化方面的能力和信心都会有所提高。具体操作流程如下。除了对格里案例的完整报告外，本章还有其他四个不完整的案例。**你会注意到，个案概念化说明的某些要素包含一些空白行。这些空白行的部分通过具体的提示，为你提供了进一步提高个案概念化技能的机会**。

为了模拟构建完整个案概念化的过程，我们建议你从安东尼的案例开始。阅读该案例的背景资料部分和生物心理社会学评估部分。这些信息应足以形成“易感因素”说明，即对安东尼行为的解释。如果你需要帮助，可以查看表 6.3 中的“易感因素”部分。然后，用几句话，将表 6.3 中的要点转化为个案概念化说明中涉及“易感因素”的内容，写在空白行里。写的这几句话要能对安东尼的模式和临床表现做出令人信服的解释。

然后，跳转到“治疗目标”“治疗干预措施”的空白行处。请起草一份相应的说明，必要时可以使用表 6.3 中的要点。本章末“参考答案”里包括了我们认为可以写在空白行里的回答。这并不要求回答得完全相同，但希望它们在主题上是相似的。

当你完成安东尼的案例后，可以接着讨论玛丽亚、理查德和卡特里娜的案例。用这样的方式，你将在构建生物心理社会学个案概念化方面获得更多的经验。

总结评论

本章强调了生物心理社会学个案概念化方法。首先讨论了生物心理社会学视角的基本前提，介绍了生物心理社会学评估所涉及的因素和这种方法的特征性要素。然后，将这种个案概念化方法应用到五个临床案例中。虽然有人可能会认为这种方法不如认知行为治疗、动力性治疗、接纳与承诺疗法、阿德勒疗法及基于其他理论的个案概念化方法更常用，但我们的经验是，许多受训者和从业者会更偏好这种方法，因为它比较容易学习和使用。还有一些人喜欢这种方法是因为它容易在临床实践中成为一种折衷的方法。第 7 章介绍并说明了认知行为治疗个案概念化方法。

第 6 章 思考题

1. **解释为什么生物心理社会学个案概念化方法的三个主要维度对医学界和心理咨询界都有吸引力。**
2. **讨论生物心理社会学方法包括的各个维度。从这一视角出发有哪些优势？**
3. **比较生物学、心理学和社会学的因素，并在它们每个维度下描述生物心理社会学个案概念化中涉及的至少三个要素。**

4. 描述“生物心理社会学评估”部分中提出的评估相关生物心理社会学因素的四项指导原则的内容。
5. 讨论生物心理社会学评估的特征性要素，以及这些要素在整体评估和个案概念化中的区别和重要性。

参考答案

安东尼的案例

易感因素 他的反应可以理解为他用攻击性和冲动性来保护自己的一种方式，使自己免于受伤害、被武断评判、被拒绝、遭遇他自幼经历过的丧失——从抛弃他的母亲开始，到忽视和虐待他的寄养家庭，以及又丧失了唯一支持他的朋友和知己。他认为没有人需要他，尽管他渴望亲密关系，但却不敢与人亲近。

治疗目标 能够促进更具适应性模式的治疗目标包括情绪的自我调节，特别是加强对愤怒和冲动的控制，以及提高自信沟通和冲突管理技能。再一个目标是找到他的亲生父母，并试图理解和接受他们缺席他的早年成长经历，导致他被寄养的事实。

治疗干预措施 采用支持性技术，肯定他，鼓励他更好地与他人相处，并寻找和联系他的大家庭。采用认知行为干预方法，用更具适应性的想法和行为取代适应不良的想法和行为。

他也将加入技能训练团体，以加强冲动控制、情绪调节和冲突解决技能。

玛丽亚的案例

易感因素 可以从玛丽亚的人格动力来理解她的反应，因为在她的人格动力中，她需要取悦他人，而且她很难表达自己与他人不同的意见。除了这些依赖性特征外，她在沟通中还缺乏自信。虽然她似乎对问题和可选方案很清楚，但她不想让别人失望，所以很难讲出自己的想法。更糟糕的是，父母对她要求严苛，对她的文化性期望也与同龄人不同。玛丽亚存在一种先占观念，她担心如果她照顾家庭则会使得她的潜能被埋没，她会有个失败的人生。除此之外，她曾尝试喝过一次酒，但并没有达到她想象中的自我疗愈效果，所以她没有再喝酒。然而，父母对此非常担忧，所以为她寻求心理咨询。

治疗目标 一阶目标是增强她的自我效能感、自信和决策能力，减少情绪波动。二阶目标应努力帮助她在满足自己需要与满足家人需要之间找到平衡。

治疗干预措施 采用支持性技术肯定她，并鼓励她平衡他人的期待和自己的心愿，通过认知行为替代策略处理与这些期待相关的无益思维与行为。通过角色扮演提高其自我效能感、权力感和自信技能。在这种角色扮演中，玛丽亚可以通过扮演自己的角色和转换到父亲角色的过程，练习自信沟通。

理查德的案例

易感因素 我们可以从理查德的特权感、肤浅、傲慢的态度及缺乏共情等方面来理解他的反应。他的这种自恋人格特点还有所表现出来的容易有付诸行动的倾向，进一步强化了他的行事冲动和人际关系技能缺陷。他难以而且不愿意满足社交礼仪中的人际需求和控制愤怒的要求。他物化女性，且沟通技能有限。他在男子气概和人际关系方面的榜样是其有愤怒、虐待和酗酒问题的父亲，并且父亲对他酗酒和情感淡漠的母亲经常有身体和言语攻击。虽然父亲的行为让理查德感到害怕，但他似乎已经将这种关系行为内化了。值得注意的是，他只有在外祖母那里才会感到安全、可靠和被接纳。

治疗目标 一阶目标是减少他的愤怒、悲伤和焦虑感，增强他的冲动控制能力。二阶目标应是努力提高他与他人交往的能力，同时减少他的自恋型人格风格。

治疗干预措施 采用支持性技术肯定他，鼓励他提高人际关系技能。在个体治疗和团体治疗中，可以培养和发展他在控制愤怒和冲动方面的技能。采用替代干预，用更具适应性的想法和行为替代适应不良的想法和行为，尤其是涉及愤怒和悲伤的；同时，通过角色扮演来培养自我克制和尊重他人的态度。

卡特里娜的案例

易感因素 从生物学角度来讲，卡特里娜的母亲提到了卡特里娜的父系家族中存在抑郁和愤怒问题的家族史。她的社交隔离和攻击性行为可以理解为她努力保护自己的一种方式，

	以免被批评和被抛弃而受到伤害。她的支持系统很少且经常与同伴发生冲突，这点可以从她父亲总是很挑剔、不值得信任，以及她认为母亲控制欲很强且神神秘秘的这一角度来理解。
治疗目标	一阶目标包括减少抑郁症状、学会管理愤怒、增强自信和交友技能。二阶目标包括减少她的对立行为、增强人际关系中的安全感并减弱她的偏执型人格风格。
治疗干预措施	一旦通过建立融洽关系及动机访谈，她能参与治疗过程中，并将练习多种愤怒管理技能，借助艺术疗法讨论她的感受，并完成思维日志，以帮助她控制抑郁症状和愤怒情绪。学校咨询师将采用基于优势的认知行为治疗策略为卡特里娜提供支持，这些策略将以卡特里娜已确定的优势为基础，并使用卡特里娜带来的隐喻来管理其愤怒情绪。采用家庭治疗，来解决卡特里娜和朱莉娅之间的权力斗争，并帮助她们更好地沟通彼此的需求和感受。

参考文献

[1] Engel, G. L. (1977). The need for a new medical model: A challenge for biomedicine. *Science*, *196*(4286), 129 - 136.

[2] Sperry, L., Gudeman, J., Blackwell, B., & Faulkner, L. (1992). *Psychiatric case formulations*. Washington, DC: American Psychiatric Press.

第 7 章

认知行为治疗个案概念化

第 6 章介绍了一种通用的、并非基于理论的个案概念化方法，而本章则介绍和阐述基于理论的四种方法中的第一种，即基于认知行为治疗（CBT）的个案概念化方法。认知行为治疗是当今世界上最常用的心理治疗方法之一。目前，该疗法有多种演变，有的侧重认知方面，有的侧重行为方面。不过，我们这里介绍的认知行为治疗个案概念化方法足够广泛，足以兼容大多数认知行为方法。本书介绍了两种具体的认知行为治疗个案概念化方法。这两种都是属于第三次浪潮的认知行为方法。其中之一的接纳与承诺治疗（ACT）个案概念化方法将在第 10 章中介绍；另一种则是本章要介绍的辩证行为治疗（dialectical behavior therapy，DBT）个案概念化方法。

认知行为治疗观点

认知行为治疗结合了认知治疗和行为治疗的观点（Wright，

Basco，& Thase，2006）。虽然各种认知行为方法的侧重点不同，但治疗师在与来访者的工作中通常会将认知干预和行为干预相结合。此外，认知行为治疗几乎适用于各种诊断的疾病，同时也是针对不同文化背景的来访者最常用的治疗方法。认知行为治疗是一种聚焦此时此地、以问题为中心的方法。它还试图通过各种认知和行为方法来改进或纠正适应不良的认知和行为，从而改变僵化的思维、情绪和行为。既然行为是后天习得的，那么就可以通过学习新的、更有效的行为来消除负性行为。治疗关系是一种合作性关系，来访者有责任要参与治疗议程的设定并完成治疗期间布置的家庭作业（Sperry & Sperry，2018）。

认知与行为是评估和干预的重点，同时也是个案概念化的核心。认知分为三个层次：自动思维、中间信念和图式。自动思维是指个体在某一特定时刻，大脑中迅速涌现的想法或“实况解说”。中间信念是指个体潜在遵循的“如果……那么……”规则或条件假设。中间信念会影响个体的自动思维。图式是个体持有的关于自我、世界和未来的核心信念。这一层次的信念会影响个体的中间信念。例如，如果个体持有的图式是被抛弃的，即认为“我真正在乎的人总是离开我”，那么他很可能会持有“如果我对别人并不重要，那么别人就会离开我”这样的中间信念。

至少有三类公认的问题行为或适应不良行为，包括：行为过激，如无法控制的愤怒；行为缺陷，如社交退缩；以及不恰当的行为，如在他人受伤时大笑。另外一类存在潜在问题的行为是社交技能缺陷，如缺乏自信、交友技能不足、自我调节技能有限等。这些适应不良的行为和认知都会被纳入认知行为治疗个案概念化中。

认知行为治疗取得成功的标志是个体具备更健康、更有效的思维和行为方式来达到预期的结果。纽曼从认知行为治疗的视角提出了心理健康的观点（Newman，2012）：

> 从 CBT 视角看，心理健康是由一系列特征和能力组成的，包括一个人具有：①广泛的行为能力，可以用于有效地解决问题，与他人建立良好关系，以及在多种不同情况下，以不同的方式做出积极的反应；②认知灵活性、客观性、敏锐的观察力、充满希望，以及自我效能感；③良好的情绪自我调节能力，同时仍保有适当的情感范围和感受快乐的能力。
>
> （Newman，2012，p. 31）

下文将介绍认知行为治疗的评估与个案概念化。

认知行为治疗评估

认知行为治疗评估强调认知和行为的相关因素，这些因素能为诊断评估提供附加信息，并有助于制订聚焦于认知和行为的临床及治疗构想。认知行为治疗评估的首要目标是“与来访者协商构想和治疗计划”（Kirk，1989，p. 15）。

这类评估的常见策略是先从行为方面入手，然后再处理认知方面的问题。首先要识别和分析有问题的行为和情感。行为方面可分为行为过激（如无法控制的愤怒）、行为缺陷（如社交退缩），或行为不当（如在他人受伤时大笑）。通过分析具体情境，寻找前因、具体行为和后果，以及是否有持续存在的功能受损模式，从而识别出有问题的行为和情感。通过情境分析有助于识别来访者的行为和认知对其所经历的痛苦产生的影响（McCullough，2000；McCullough，Schramm，& Penberthy，2014）。它还可以评估来访者的适应不良行为和认知模式会在多大程度上阻碍他们实现预期结果。一些有所帮助的提问包括：

（1）“请描述一下会让你感到巨大压力的情境。”（引出问题情境的起因、中间和结果）

（2）“在这种情境下，你会有哪些行为？”（引出具体行为：手势、眼神接触、语气、“你说了什么？”“你是怎么说的？”等）

（3）“你想从这种情境中得到什么？”“你得到你想要的了吗？”

（4）“在出现症状之前，你生活中有发生什么吗？”（引出前因）

（5）“这些症状（行为、功能下降等）有什么影响？”（引出后果）

（6）“因为这个问题，你现在不能做哪些事情？”

（7）“为了让自己所处的情境更可控，你做了什么？”（引出问题的严重性和来访者为“解决”问题所做的努力）

（8）“你在其他何种情境下也出现过这些症状（冲突、困难等）？”（进一步了解这个问题有助于识别来访者在当前问题情境之外持续存在的模式）

接下来，了解来访者的信念和对问题情境的解释。一些有用的提问包括：“你如何理解这种情境？”“这对你来说意味着什么？”这些问题有助于引出来访者的自动思维和中间信念。这种探究是至关重要的，因为它“开始挖掘自动思维和更深层、更长期的核心信念”（Ledley，Marx，& Heimber，2005，p. 42）。这一过程可以帮助来访者检验其不良的认知，如两极化思维、灾难化和否定正性信息。此外，探究来访者的早年经历，有助于识别核心的适应不良信念及图式。评估和改进来访者思维的三个主要“层面”是（按“降序”排列）：自动思维、中间信念和图式。图式是来访者持有的关于自我、他人和世界的核心信念。

认知行为治疗个案概念化

认知行为治疗个案概念化包括强调认知行为视角特有的临床构想、文化构想和治疗构想（Sperry & Sperry，2016）。临床构想从适应不良信念和行为的角度对来访者当前的问题和持续存在的模式做出解释（Young，Klosko，& Weishaar，2003）。文化构想能识别来访者的文化认同、异文化适应，以及其所认为的造成当前问题的原因或解释。假设文化动力会影响来访者当前的问题，那就要识别出文化动力和人格动力的共同作用。治疗构想为设定治疗目标、明确治疗重点，以及为达成治疗目标要采取的治疗策略和干预措施，提供了一种认知行为的工作框架。这种构想强调通过使用各种认知和行为方法来改进行为模式与认知。在治疗开始时，治疗过程会包括让来访者对治疗结束和预防复发的策略做好准备，以培养来访者在面临行为模式和认知发生偏离时的应对能力。如有必要，还可在治疗过程中加入文化敏感性治疗。由于认知行为方法对包括非洲裔美国人、拉丁裔（Miranda et al.，2003）、亚洲裔群体在内的多个种族都具有适用性（Hwang，2006），所以是目前所有心理疗法中最具有文化敏感性的治疗方法（Craske，2010）。

认知行为治疗个案概念化方法

认知行为治疗个案概念化方法与本书中介绍的其他四种理论模型相似，因为它们都有一些共同要素。然而，它也有别于其他四种方法，因为它有一些特征性要素。这些要素包括：易感因素、治疗目标、治疗重点、治疗策略及治疗干预措施。表 7.1 列出并描述了这 5 个特征性要素。

表 7.1　认知行为治疗个案概念化的特征性要素

要素	描述
易感因素	适应不良的信念和行为
治疗目标	减少适应不良的信念和行为；培养更具适应性的信念和行为
治疗重点	由适应不良的信念和行为而引发或加剧的困境
治疗策略	基本治疗策略：识别并改进特定的适应不良信念和行为 常见策略：支持；认知重构；替代；暴露；技能训练和心理教育
治疗干预措施	苏格拉底式提问；检验证据；认知重构，包括辩论；自我监控和自动思维记录；认知和行为替代；思维阻断；行为激活；暴露；眼动脱敏与再加工；技能训练（自信、问题解决等）；行为模仿和演练；减压和放松

• **辩证行为治疗（DBT）** 是认知行为治疗第三次浪潮中最著名的方法之一。虽然在治疗领域它是相对新型的治疗方法，但已经取得了一些进展（Manning，2018）。在有关 DBT 个案概念化文献研究

的成果中，有一种简单明了的基于表格的方法。该表格涉及对三个要素的识别："易感因素""问题及其触发因素"和"假设"说明，即把易感因素、问题和触发因素联系在一起并形成一段简要叙述。然后，围绕所确定的每个问题触发因素制订治疗计划。此表格可在 Therapist Aid 平台免费下载（https://www.therapistaid.com/worksheets/case-formulation.pdf）。

就我们的整合模型而言，这意味着将"易感因素、问题及其触发因素"代入"诱发因素和易感因素"部分，并将具体的治疗目标代入"治疗目标"部分。那么，与案例相关的 DBT 特有的治疗方法则会添加在"治疗干预措施"部分。

认知行为治疗个案概念化：五个案例

以五个不同的案例来说明认知行为治疗个案概念化的建构过程。在介绍每个案例的背景信息之后都有一段评估内容，列出了与此模型密切相关的关键信息。然后，表格中总结了针对每一个案例的诊断构想、临床构想和文化构想（在第 2 章和第 3 章中讨论的）中的 10 个要素，以及治疗构想（在第 4 章中讨论的）中的 8 个要素。最后，对这些信息进行整合形成个案概念化说明：第一段报告诊断和临床构想，第二段报告文化构想，第三段报告治疗构想。

格里的案例

格里是一名 35 岁的非洲裔美国女性，担任行政助理。她单身独居，当出现抑郁和社交隔离症状 3 周后，公司的人力资源主管将她推荐到医院接受评估和治疗。她的缺勤促成了这次的推荐就诊。格里的症状是在上司和她讲了考虑提拔她的消息后不久开始出现的。她提及小时候当受到家人和同伴的批评与嘲笑时，她会变得孤立和回避他人。

- **认知行为治疗评估** 除了诊断评估的信息外，认知行为治疗评估还补充了以下内容：格里提到，在童年时期，家人对她要求苛刻、挑剔，在情感上与她疏远。她说父母从小就很少给她情感上的支持，她现在也很少和父母说话。据了解，她的弟弟会嘲笑她又胖又丑。邻居家孩子和学校里的同学也会嘲笑她并拿她开玩笑，她说对老师的印象只有他们批评她。从小到大，她在大多数人际交往中都非常羞怯，并尽可能回避与别人讲话。对她适应不良的行为和认知进行评估后发现，她的行为缺陷包括社交退缩。此外，她在人际关系技能和交友技能方面，也存在明显的社交技能缺陷。在适应不良的认知方面，她提到以下说法："不信任任何人更安全。""如果人们更了解我，他们就不会喜欢我了。""不值得冒险去与他人亲近。"她还说："我宁愿安全地独处，也不愿升职加薪。"表 7.2 描述了诊断和认知行为治疗评估的结果，总结了完整个案概念化的关键要素。

表 7.2 个案概念化要素

要素	描述
临床表现	社交隔离和抑郁症状加剧
诱发因素	得知她正在被考虑升职和更换新主管的消息（**当前诱发因素**）；对亲密关系的需要以及对于她会受到批评、被拒绝和感到不安全的预期（**持续诱发因素**）

（续表）

要素	描述
适应不良模式	当感到不安全时，会回避他人并离开或与他人断绝联系
易感因素	**适应不良的认知**：认为自己不够好，害怕被拒绝，认为外在世界是拒绝的、挑剔的，但又渴望有安全的人际关系；适应不良的图式是缺陷性和社交隔离 **适应不良的行为**：有过被嘲笑、被批评和被拒绝的经历；社交隔离和回避行为限制了她学习人际交往和交友技能
维持因素	羞怯、独居和全面的社交隔离使她维持着这种状态
保护因素和优势	亲密、可信任的朋友和知己；稳定而有意义的工作；有资格获得工作便利
文化认同	中产阶级非洲裔美国人；有限的种族联系
文化应激与异文化适应	高度异文化适应；无明显异文化适应应激，但家庭性别角色强化了她不够好的观念
文化解释	抑郁是由工作压力和脑内化学物质失衡导致的
文化与人格	人格动力发挥着重要作用
治疗模式	与他人建立关系的同时感到更安全
治疗目标	减少适应不良的信念和行为；培养更具适应性的信念和行为
治疗重点	由适应不良的信念和行为而引发或加剧的困境
治疗策略	识别和改进特定的适应不良信念和行为；认知重构；替代；暴露；技能训练和心理教育；药物治疗

（续表）

要素	描述
治疗干预措施	苏格拉底式提问；检验证据；认知重构，包括辩论；自我监控和自动思维记录；认知和行为替代；思维阻断；行为激活；暴露；技能训练
治疗阻碍	“考验”治疗师；可能会抗拒团体治疗；过度依赖治疗师；难以结束治疗
文化性治疗	由于性别可能是一个问题，所以要分配具有支持性的女性治疗师
治疗预后	如果她社会交往和社交技能增加，并重返工作岗位，则预后良好

• **个案概念化说明** 格里表现出的社交隔离和抑郁症状加剧（**临床表现**），似乎是她对工作中自己被领导提拔和换新主管的消息（**当前诱发因素**），以及在渴望亲密关系的同时，她对会受到他人批评、被拒绝和感到不安全的预期（**持续诱发因素**）做出的反应。在格里的生活中，她发现尽可能地回避他人，并在其他时候也只是有条件地与他人建立联系，是比较安全的；因此，她缺乏关键的社交技能，社交网络也很有限（**模式**）。可以把格里的外在问题理解为是由她的核心信念导致的结果。她的自我观包含了这样的核心信念：自己是不够好的，容易受到他人的负面评价。她的世界观中包含着这样的核心信念：生活是不公平的、不可预测的，他人是挑剔的、拒绝的、苛刻的。这反映在她适应不良的图式中，包括自己是有缺陷的并且社交隔离。她的适应不良行为包括：在她认为不安全的环境中有羞怯和回避的表现，相比于与他人接触，

她更愿意选择社交隔离。过去，格里更愿意回避社交场合，因为这样可以保护她避免犯错和减少被拒绝的可能性。她这种信念与回避型人格模式相一致，即她倾向于认为周围的环境具有威胁性和不安全性，因此会退缩以获得安全感。从行为上看，这种回避模式表现为羞怯、不信任和社交隔离，而且从早年开始就导致了她在技能上的缺陷，包括缺乏自信沟通、协商、冲突解决和交友技能。简而言之，她的这种模式可以从父母的苛刻、挑剔和情感缺失，同龄人的嘲笑和批评，以及她的退缩和回避行为来理解，而这也限制了她学习适应性的人际交往技能（**易感因素**）。她的羞怯、独居、社交技能有限，以及她认为社交隔离更安全等因素（**维持因素**），使得这种模式得以维持。格里为治疗带来的优势表现为她在多年的工作中表现出了对工作的强烈责任感。此外，她有一个可以信赖的朋友，还可以通过立法机构（如《美国残疾人法案》）寻求工作上的便利，这都让她受益匪浅（**保护因素/优势**）。

格里认同自己是中产阶级非洲裔美国人，但她对非洲裔美国人社区没什么兴趣，也并未参与其中（**文化认同**）。她异文化适应程度高，父母也是如此，但她家族体系中更重视男性。这种对男性的偏心似乎强化了她是不受欢迎的和不够好的这种观念（**文化应激与异文化适应**）。她认为自己的抑郁是由工作压力和脑内化学物质失衡导致的（**文化解释**）。未发现显著的文化性因素发挥作用。从目前的临床表现来看，格里的人格动力似乎在很大程度上发挥着作用，但也要探讨性别角色方面的议题（**文化与人格**）。

格里面临的挑战是更有效地运作社会功能，并能在与他人交往中有更多安全感（**治疗模式**）。治疗目标包括减轻抑郁症状、提高人际交往和交友技能、重返工作岗位并能建立一个支持性的社交网络（**治疗目标**）。治疗重点是分析由其适应不良的信念和行为而引发或加剧的困境（**治疗重点**）。基本治疗策略是识别和改进特定的适应不良信念和行为，采用支持性技术、认知重构、替代、暴露及技能训练作为主要治疗策略（**治疗策略**）。初始阶段，在药物治疗的同时，可结合行为激活来减轻其临床抑郁症状，使她精力充沛，能够参与治疗并做好重返工作岗位的准备；如有必要，她将被转诊接受药物评估和药物监测。提高她人际关系和交友技能的最佳方式，是参加心理教育团体，而个体治疗则能帮助她向这样的团体过渡。在引导探索过程中，处理其适应不良的信念，通过指导，帮助她学会对思维、行为和情感进行自我监控，并通过"自动思维记录"对其提出挑战（**治疗干预措施**）。预测治疗中会遇到一些阻碍和困难。鉴于她具有回避型人格结构，所以很可能会出现矛盾型阻抗。可预见的是，她将很难与治疗师讨论个人问题，会"考验"治疗师，可能会因临时改变、取消会谈或者迟到而挑起治疗师对她的批评，可能会拖延时间、回避情感，或以其他方式"考验"治疗师的可信度。一旦取得了对治疗师的信任，她很可能会对治疗师和治疗紧抓不放；因此，除非增加她在治疗之外的社会支持系统，否则可能会很难结束治疗。此外，她的回避模式可能会使她很难进入并持续参与团体治疗。因此，个体治疗可以作为进入团体治疗的过渡，包括也可以与持有接纳和不评判态度的团体治疗师有一些接触。这可能会增加格里的安全感，减少她在团体情境中自我暴露的难度。另一个要考虑的因素是移情活现。考虑到她曾受父母与同龄人批评和取笑的程度，可预见的是，治疗师的任何不耐烦和言语或非言语的批评都会激活这种移情。最后，由于她对所信任的人会有依赖倾向，所以提高她的能力，让她更有信心能独立地工作，并延长最后四五次治疗之间的时间间隔，这可以减少她对结束治疗的矛盾心理（**治疗阻碍**）。鉴于格里的人格动力，文化应激似乎并未显著影响治疗进展。不过，考虑到她家庭中的性别角色、她与父亲之间的紧张关系，以及自那之后她与男性的关系发展就变得很有限，性别动力可能会影响治疗关系。因此，这些提示在治疗的初始阶段，或许应该由女性治疗师来进行个体治疗和团体治疗（**文化性治疗**）。如果格里在治疗中与治疗外，在自信心、人际关系技能和社交技能上有所提高，并重返工作岗位，那么我们可以认为其预后良好；如果不能，预后则不容乐观（**治疗预后**）。

安东尼的案例

安东尼是一名 25 岁左右的非洲裔美国海军海员，曾在受到轻度挑衅的情况下对他人大打出手。最近，指挥官命令他接受强制性心理咨询。他从婴儿时期到入伍前都是住在寄养家庭里，大多数时间是在一个虐待他的非洲裔美国人寄养家庭。

- **认知行为治疗评估** 除了诊断评估的信息外，认知行为评估还补充了以下内容：他说自己之所以对他人表现出攻击性，是因为他想试图保护自己免于受伤害、被武断评判、被拒绝，以及遭遇他自幼经历过的丧失，这一切始于他母亲的抛弃，然后是忽视和虐待他的寄养家庭。虽然他渴望与他人建立友爱的关系，但他却又对周围人充满戒心和防备。对他的适应不良行为和认知进行评估后，发现了以下几点：他在自信沟通、协商、解决冲突方面存在问题，几乎没有交友技能。他发现自己几乎每周都会和别人发生肢体冲突，他对此也经常感到愤怒和困惑。他的一个自动思维是："因为他人总是伤害我或离开我，所以我不与别人亲近。"表7.3描述了诊断和认知行为治疗评估的结果，总结了完整个案概念化的关键要素。

表7.3 个案概念化要素

要素	描述
临床表现	言语和身体报复；困惑
诱发因素	发生矛盾导致与其他海员产生肢体冲突（**当前诱发因素**）；感到被同伴和权威人士不公平对待（**持续诱发因素**）
适应不良模式	反击并有条件地与他人建立联系
易感因素	**适应不良的认知**：他的自我观里不只认为自己是有缺陷的，还认为自己很勤奋，自我保护意识强；认为世界是危险的、不公平的、苛刻的，他人是有伤害性的、拒绝的；适应不良的图式是缺陷性、虐待/不信任、惩罚性 **适应不良的行为**：当他预料到自己要被拒绝时，会对受到不公平对待感到不满，他就会变得很有防御性并大打出手；他对周围人很有戒心和防备；在自信沟通、协商、解决冲突方面存在问题，几乎没有交友技能
维持因素	情绪调节能力不足；缺乏冲突解决技能
保护因素和优势	最好的朋友是能与他建立安全依恋的人；聪明，热爱阅读，兴趣广泛；有创造力；恪尽职守
文化认同	非洲裔美国人，在种族关系方面有一些冲突
文化应激与异文化适应	高度异文化适应，同时伴随着较大的文化应激

（续表）

要素	描述
文化解释	种族贬低；白人同伴和上司的种族挑衅
文化与人格	人格和文化性因素发挥着作用
治疗模式	谨慎地与他人建立联系及交往
治疗目标	减少适应不良的信念和行为；发展出更具适应性的信念和行为；加强情绪自我调节，特别是加强对愤怒和冲动的控制力，提高自信沟通技能和冲突调节技能
治疗重点	由适应不良的信念和行为而引发或加剧的困境
治疗策略	识别并改进特定的适应不良信念和行为；认知重构；替代；暴露；技能训练和心理教育
治疗干预措施	苏格拉底式提问；检验证据；认知重构，包括辩论；自我监控和自动思维记录；认知和行为替代；行为激活；暴露；技能训练
治疗阻碍	“考验”治疗师；攻击性态度；过度依赖治疗师；结束治疗困难
文化性治疗	治疗性建构与处理寄养家庭的偏见和虐待；阅读疗法
治疗预后	良好到非常好

• **个案概念化说明** 安东尼言语和肢体上抨击他人以及对别人的意图感到困惑（**临床表现**），似乎是他面对同伴的嘲弄和挑衅做出的反应，这导致发生肢体冲突（**当前诱发因素**），并且他觉得受到同伴和权威人士的不公平对待（**持续诱发因素**）。在安东尼的生活

中，他一直在寻求被人接纳，并试图弄明白自己被忽视、被虐待和被遗弃的经历，而在面临威胁或感到被不公平对待时，他通过积极反击和有条件地与他人建立联系来保护自己（**模式**）。

（**易感因素**）。他情绪调节能力不足，冲突解决技能缺乏，使得这种模式得以维持（**维持因素**）。安东尼的治疗中也有一些保护因素和优势，包括童年最好的朋友是他唯一建立了安全依恋的对象。他很聪明，喜欢阅读，兴趣广泛，至少到近期为止他的军衔一直在定期晋升。他还会写诗，并学会了两门外语。此外，他还受益于一个充满关爱性的军事指挥和组织机构，对于他过去的攻击性行为，该机构鼓励其进行咨询和治疗，而不是采取惩罚性措施（**保护因素/优势**）。

安东尼认同自己是非洲裔美国人，并保持着一些种族间的联系（**文化认同**）。尽管他有高度异文化适应，但仍然受到相当严重的种族歧视，而他的文化性信念似乎加剧了这种歧视（**文化应激与异文化适应**）。他认为他的问题是由非洲裔美国人寄养家庭对他的种族贬低和虐待，以及白人同伴和海军上司对他的种族挑衅所导致（**文化解释**）。人格和文化因素似乎都在其中发挥作用（**文化与人格**）。

安东尼若想更有效地运作社会功能，他面临的挑战是在谨慎了解和信任他人的同时，与他人建立关系（**治疗模式**）。

（**治疗目标**）。治疗目标是帮助他形成一种更具适应性的模式，让他在与他人充分建立关系之前能够关心他人。治疗重点是分析由适应不良的信念和行为而引发或加剧的困境（**治疗重点**）。治疗策略是通过认知重构、替代、暴露、技能训练及心理教育来识别与改进特定的适应不良信念和行为（**治疗策略**）。

（**治疗干预措施**）。可以预见，治疗中会遇到一些阻碍和挑战，包括安东尼可能很快就会把一位关心他的治疗师认同为他从未拥有过的积极的父亲般的形象和榜样。这也很可能会引起可预见的移情与反移情活现，致使他做出攻击性的付诸行动（**治疗阻碍**）。除了解决人格和人际关系问题的治疗目标外，达到有效的治疗结果还需要解决文化层面的偏见，不仅是来自白人同伴和上司的偏见，还有他经历过的黑人对黑人的偏见。将寄养家庭对他的偏见和虐待，归结为该家庭中世代传递的自我厌恶，可能会对治疗有所帮助；然后，可以做出治疗性处理。由于他酷爱阅读，那么阅读疗法，即分析和解释这种偏见的书籍和文章，可以成为一种有用的辅助治疗手段（**文化性治疗**）。安东尼为治疗带来了许多优势和资源，其中包括聪明、兴趣广泛又酷爱阅读、定期晋升职级（至少到最近为止）、创作诗歌，以及学习了两门外语。这些资源再加上他的改变动机，表明他会有良好到非常好的预后（**治疗预后**）。

玛丽亚的案例

玛丽亚是一名17岁的第一代墨西哥裔美国女孩，她因为情绪低落问题而被转介到心理咨询机构。她对于自己决定去上大学，而不是留在家里照顾身患绝症的母亲一事感到很矛盾。家人希望她能待在家里。她对17岁时离开家的姐姐感到很生气，父母坚持认为其文化“要求”姐姐要在父母年老或生病时照顾他们，而姐姐却离开了家。她的英裔朋友鼓励她去上大学，追求自己的梦想。

- **认知行为治疗评估** 除了诊断评估的信息外，认知行为治疗评估还补充了以下内容：她谈到，父母、男朋友和朋友都在经常告诉她，她的生活该怎样度过。她还认为所有人都不理解她，别人对她的认可取决于她是否做出了“正确”的决定，她觉得自己终会成为一个失败者。对适应不良行为和认知的评估，发现了以下几点：她认为自己是羞怯、被动的，“总是把别人放在第一位”。她说自己尽可能地避免与他人发生冲突，最近她感到“不知所措”，开始与朋友喝酒来放松自己，试图忘掉所有困扰自己的事情。她的自动思维包括："如果我去上大学的话，我父母就不再爱我了""没有人理解我"和"我不知道该怎么办，我无法应对这种情况"。表 7.4 描述了诊断和认知行为治疗评估的结果，总结了完整个案概念化的关键要素。

表 7.4　个案概念化要素

要素	描述
临床表现	情绪低落；困惑；尝试喝酒
诱发因素	在离家去上大学还是留下来照顾父母的问题上面临压力和冲突（**当前诱发因素**）；期望自力更生、独来独往，不然则以牺牲自己的需要为代价满足他人的需要（**持续诱发因素**）
适应不良模式	满足他人而非自己的需要
易感因素	**适应不良的认知**：认为自己还不够好，需要取悦他人；认为世界和他人是要求苛刻的，对她的需要漠不关心；适应不良的图式是自我牺牲、寻求认同、缺陷性 **适应不良的行为**：顺从和讨好行为，欠缺自信沟通技能；用喝酒作为应对方式
维持因素	依赖和讨好型人格类型；缺乏自信；文化性期望
保护因素和优势	强烈的家庭、社会和宗教价值观；出色的学生；紧密联系和安全的文化性社区
文化认同	墨西哥裔美国工人阶级
文化应激与异文化适应	中低程度的异文化适应；应激来自对父母及文化性期望的矛盾情感

（续表）

要素	描述
文化解释	因“缺乏信仰”导致的问题
文化与人格	人格和文化性因素发挥着作用
治疗模式	满足她自身和他人的需要
治疗目标	减少适应不良的信念和行为；培养更具适应性的信念和行为
治疗重点	由适应不良的信念和行为而引发或加剧的困境
治疗策略	识别并改进具体的适应不良的信念和行为；认知重构；替代；暴露；技能训练和心理教育
治疗干预措施	苏格拉底式提问；检验证据；认知重构，包括辩论；自我监控和自动思维记录；认知和行为替代；思维阻断；暴露；技能训练
治疗阻碍	可能会屈从于父母及文化性期望；取悦治疗师；治疗师可能会在不经意间倡导自主权
文化性治疗	对照料者角色和需要取悦他人的文化性期望进行处理；围绕父母文化性期望进行家庭会谈
治疗预后	一般到良好

• **个案概念化说明** 玛丽亚的抑郁症状、困惑和最近尝试喝酒（**临床表现**），似乎是她对离家上大学还是留下来照顾父母这一问题上面临的压力和冲突（**当前诱发因素**）做出的反应，以及对于要自力更生和独处还是要以牺牲自己的需要为代价来满足他人需要这一问题（**持续诱发因素**）做出的反应。在玛丽亚的生活中，她一直试图成为一个好女儿、好朋友，但却越来越多地“陷入”

以牺牲自身需要为代价来满足他人需要的境地（**模式**）。

（**易感因素**）。她缺乏自信，也不愿意让父母失望，这使得她的这种模式得以维持（**维持因素**）。玛丽亚带入治疗中的一些保护因素包括强烈的家庭、社会和宗教价值观，这可能会促使她确立重要的人生方向。她也非常聪明且在学校表现出色，这为其未来提供了多种发展方向。她还受益于一个紧密团结的家庭和文化性社区，在其中她可以感到安全和被支持（**保护因素/优势**）。

玛丽亚认同自己是墨西哥裔美国工人阶级的一员，她对该文化传统的参与程度中等（**文化认同**）。她的异文化适应处于中低水平，而其父母异文化适应水平则较低。由于姐姐拒绝遵守长女要满足父母的需要而非自己的需要的文化性使命，现在这个责任就落在了玛丽亚身上。玛丽亚在遵从文化性规范和期望还是遵从自己的意愿上的矛盾心理，让她很苦恼（**文化应激与异文化适应**）。她对自己问题的解释模式是，认为这是由"缺乏信仰"所导致，这种想法与她较低的异文化适应水平相一致。虽然她和家人刚来这里时受到了一些歧视，但当他们搬到一个"更安全"的墨西哥裔美国人社区时，这种歧视就不存在了（**文化解释**）。人格和文化因素似乎都在其中发挥作用。确切地说，这种助长依赖性的文化动力，即好女儿就要孝顺父母，强化了她的依赖型人格动力（**文**

化与人格）。

玛丽亚若要更有效地运作社会功能，她面临的挑战是做到既满足自己的需要，也能满足他人的需要（**治疗模式**）。

____

____

____

____

____

____

（**治疗目标**）。治疗重点是分析由适应不良信念和行为而引发或加剧的困境（**治疗重点**）。治疗策略是通过认知重构、替代、暴露、技能训练及心理教育，来识别并改进特定的适应不良信念和行为（**治疗策略**）。

____

____

____

____

____

____

（**治疗干预措施**）。就治疗过程中可能会遇到的阻碍和挑战而言，玛丽亚很可能会试图取悦治疗师，欣然同意治疗师提出的建议和在治疗间隙布置的任务，但事后又变得内心矛盾，继而无法坚持完成。来访者也可能会屈从于父母的期望。因此，在治疗初期，治疗师或许可以做出预测性的解释，即澄清这种情况可能会发生，但这并不意味着失败，而是可以通过治疗加以处理的。最后，与依赖型来访者工作时，治疗师需要预见到自己的需求和价值观可能会成为治疗的阻碍。当来访者还没有做好充分准备的情况下，治疗师在不经意间倡导并期望来访者能独立自主时，就可能出现这种情况（**治疗阻碍**）。要达到有效的治疗结果还需要处理相关的文化动力。具体来说，这可能涉及对她的解释模式，即她认为问题的根源是缺乏信仰，进行治疗性处理。根据这种信念的显著性和强度，可以使用心理教育和认知辩论。鉴于她有取悦父母的需要，治疗中也要对照顾父母这种文化性期望加以处理。此外，还可以安排家庭会谈，让父母有机会反思和修正对她的文化性期望（**文化性治疗**）。除了人格和文化的影响，玛丽亚带入治疗中的资源也影响着她的预后。她聪明伶俐，学业有成，已经明确了自己的需求和职业理想。不过，考虑到她较低的异文化适应水平和依赖型人格动力，她的预后属于一般到良好的范围（**治疗预后**）。

理查德的案例

理查德是一名 41 岁的白人男性，他因最近离婚后感到焦虑、悲伤和愤怒来接受咨询评估。他目前独自生活，是一名机械操作员，经常出入夜总会，在那里“寻找完美女人”。在过去的 6 年里，他做过 4 份工作；在最后一份工作中，他因与一名女同事发生冲突后用拳头砸穿墙壁而被解雇。他父母都酗酒，他形容父母“总是吵架”，他是家里的独生子。

- **认知行为治疗评估** 除了诊断评估信息外，认知行为治疗评估还补充了以下内容：在小时候，他目睹了成年人打架、互相攻击、忽视和恐吓自己的孩子。从童年起，他在观点采择、交友技能、情绪调节及愤怒管理方面就有困难。如今，他的人际关系仍然很不和谐，冲突不断。在会谈过程中，理查德表现出一种高傲的态度，他甚至质疑治疗师的资质。对他适应不良的行为和认知进行评估发现以下问题：他说自己在控制愤怒方面存在问题，并提及前妻评价他是冲动的、要求苛刻的。他把人们看作“全好”或“全坏”的人，并说他“无法应付生活中所有这些有害的人”。他的两个自动思维是“如果我的朋友不联系我，就意味着他们不希望我在身边”和“我需要女人才能快乐”。表7.5描述了诊断和认知行为治疗评估的结果，总结了完整个案概念化的关键要素。

表7.5 个案概念化要素

要素	描述
临床表现	愤怒爆发、悲伤和焦虑
诱发因素	近期离婚，还因为用拳头砸穿墙壁而在最后一份工作中被解雇（**当前诱发因素**）；自我评价低、孤独或觉得别人不认为他很特别（**持续诱发因素**）
适应不良模式	抬高自己，贬低和利用他人
易感因素	**适应不良的认知**：认为自己有权得到特殊照顾；认为世界是供他享用的，别人要对他的需求有求必应；适应不良的图式是特权感、缺陷性和情感匮乏 **适应不良的行为**：易怒、脾气暴躁、冲动、忽视和苛求行为
维持因素	易冲动；人际关系技能有限；无法共情
保护因素和优势	有心理韧性、有魅力、有吸引力；表现出关爱他人的能力（如过去与外祖母的关系）

（续表）

要素	描述
文化认同	中产阶级白人男性
文化应激与异文化适应	高度异文化适应；没有明显的文化应激，但在治疗过程中应注意探讨其特权感
文化解释	因虐待、缺乏关爱的父母而导致的焦虑、愤怒和悲伤
文化与人格	人格动力起作用，但应对特权感加以探讨
治疗模式	自信并尊重他人
治疗目标	减少适应不良的信念和行为；培养更具适应性的信念和行为；减少暴怒、悲伤和焦虑
治疗重点	由适应不良的信念和行为而引发或加剧的困境
治疗策略	识别并改进具体的适应不良信念和行为；认知重构；替代；暴露；技能训练和心理教育
治疗干预措施	苏格拉底式提问；检验证据；认知重构
治疗阻碍	最小化问题行为；理想化或贬低治疗师；态度傲慢
文化性治疗	治疗中没有明确的文化要素需要关注，但要处理特权感的动力
治疗预后	一般

• **个案概念化说明** 理查德表现出的愤怒爆发、悲伤和焦虑（**临床表现**），似乎是他对近期的离婚事件和在最后一份工作中因为用拳头砸穿墙壁而被解雇的事情（**当前诱发因素**），以及自我评价低、孤独或觉得别人不认为他很特别（**持续诱发因素**）做出的反

应。从青春期开始，他就以攻击性的方式贬低和辱骂他人，抬高自己，因此很难维持安全和令人满意的人际关系（**模式**）。

（**易感因素**）。他无法共情、冲动、无法控制自己的情绪，使得这种模式得以维持（**维持因素**）。理查德和外祖母之间的安全依恋可被视为一种保护因素，也证明他能够关心他人。理查德给治疗带来的最突出的优势是有心理韧性，而且他还很有魅力和吸引力（**保护因素/优势**）。

理查德认同自己是一名中产阶级白人男性（**文化认同**）。看起来他高度异文化适应，未发现显著的文化应激（**文化应激与异文化适应**）。他把自己目前愤怒爆发、悲伤和焦虑问题归因于虐待的、缺乏关爱的、喝酒后经常吵架的父母给他树立了坏榜样（**文化解释**）。最后，人格动力是主要因素，足以解释他目前的问题和模式，但在治疗中探讨他的特权感和特权经历将有助于治疗（**文化与人格**）。

理查德若要更有效地运作社会功能，他面临的挑战是保持自信的同时，努力做到更加尊重他人（**治疗模式**）。

(**治疗目标**)。治疗重点是分析由适应不良信念和行为而引发或加剧的困境（**治疗重点**）。基本治疗策略是识别并改进理查德的适应不良信念和行为。与治疗目标和重点相对应的治疗策略包括认知重构、替代、暴露及技能训练（**治疗策略**）。

(**治疗干预措施**)。关于可能出现的治疗阻碍和挑战，理查德很有可能会通过责怪环境或他人来尽量最小化自己的问题行为。可以预见，至少在治疗的初始阶段，他会交替出现对治疗师的理想化或贬低。他的特权感和傲慢的态度可能会激活治疗师的反移情。此外，对于伴有自恋人格类型的来访者，他们在症状、直接冲突或应激充分缓解后中断治疗的情况并不少见，因此若治疗师认为来访者可以在继续治疗中获益，治疗师需要在治疗开始时及之后向来访者指出，在来访者潜在的适应不良模式未充分改变之前，今后将不可避免地出现类似的问题（**治疗阻碍**）。由于主要影响因素是人格动力，所以除了围绕他的特权感进行探讨之外，没有明确的文化要素需要关注（**文化性治疗**）。最后，考虑到来访者有条件的人际交往方式、多次被解雇和易冲动，所以我们认为他的预后一般（**治疗预后**）。

卡特里娜的案例

卡特里娜是一名13岁的混血女孩。由于她最近出现抑郁症状、学习成绩变差、在学校有对抗行为并与其他同学打架，她被辅导员转介过来做心理咨询。自从卡特里娜无意中听到母亲和姨妈的谈话，发现父亲有长达8年的外遇之后，她在过去的6个月里表现出的攻击性行为和学业上的困难都越来越多。当得知父亲还有另外两个孩子时，她感到非常震惊。她还在课堂上多次与其他同学打架，经常与母亲发生冲突，在过去6个月里旷课了15天，并且学习兴趣减退。虽然她以前学习成绩很好，但她现在对曾经能让她体验到快乐的绘画和阅读等活动都明显丧失了兴趣。卡特里娜的父亲目前住在波多黎各，与家人没有任何联系。卡特里娜与母亲和弟弟住在她学校附近的一间小公寓里。她对现在局促的居住空间感到很沮丧，因为父亲一年前离开后，他们不得不从之前居住的独栋住宅里搬出来。

由于卡特里娜是未成年人，在初始访谈中，学校咨询师需要同卡特里娜及其母亲一起交谈。卡特里娜的母亲朱莉娅说，她认为卡特里娜不会和大部分人谈论她的问题，因为她不信任任何人。在第一次会面时，卡特里娜说她不信任任何人，如果咨询师是要告诉她该怎么做，她便没兴趣再参加咨询会谈。在初始访谈中，卡特里娜很难进行自我暴露，大多数问题是朱莉娅回答的，有时在卡特里娜努力要讲话时，朱莉娅会替她说话。朱莉娅还提及卡特里娜的父亲在她整个童年时期都非常苛刻，而且在情感上很疏远。

- **认知行为治疗评估**　卡特里娜说："我并没有真正的父亲，因为真正的父亲应该照顾家庭。”她说她已经厌倦了老师和母亲总是强迫她做不想做的事情。对适应不良的行为和认知的评估包括：缺乏自信沟通技能，中间信念包括“向别人示弱意味着别人会占你便宜”，认为权威人物有控制欲和不值得信任的信念，图式包括无价值、不信任和不可爱。表7.6描述了诊断和认知行为治疗评估的结果，总结了完整个案概念化的关键要素。

表 7.6　个案概念化要素

要素	描述
临床表现	抑郁症状、攻击行为和社交隔离
诱发因素	得知父亲不忠且在外面有孩子（**当前诱发因素**）；感到自己受他人侵犯或控制时就会进行报复（**持续诱发因素**）
适应不良模式	通过对抗来保护自己免受潜在的伤害和拒绝
易感因素	**技能缺陷**：交友技能、自信、愤怒管理 **自我-他人图式**：（自我观）无价值的、不够好的；（他人观）不值得信任、控制欲强
维持因素	社交隔离，缺乏支持系统；母亲和老师刻板地强迫她服从；挫折承受能力差；缺乏自信沟通技能
保护因素和优势	与姨妈和弟弟关系紧密；聪明、有创造力、有心理韧性
文化认同	西班牙裔美国人和非洲裔美国人；低收入阶层
文化应激与异文化适应	低至中等程度的异文化适应水平和文化应激
文化解释	否认有抑郁症；认为如果老师和母亲不那么控制她，她会感觉好些

（续表）

要素	描述
文化与人格	人格动力和文化动力都发挥着作用
治疗模式	增强安全感和与他人建立关系的能力
治疗目标	减少适应不良的信念和行为；培养更具适应性的信念和行为；减少抑郁症状和攻击行为
治疗重点	由适应不良的信念和行为而引发或加剧的困境
治疗策略	技能训练；动机访谈；管理愤怒；认知重构和替代；基于优势的认知行为治疗
治疗干预措施	动机访谈；家庭治疗；思维阻断；CBT－艺术治疗；正念；发挥优势；替代适应不良的思维和行为
治疗阻碍	可能抗拒个体治疗和团体治疗；在家庭治疗期间可能会对母亲大发脾气；难以进行自我暴露
文化性治疗	指派一名女性治疗师；聚焦文化的认知行为治疗和家庭治疗
治疗预后	如果能将保护因素纳入治疗中，预后会是一般到良好

• **个案概念化说明** 卡特里娜表现出日益增多的在社交隔离、攻击性和对抗性行为及抑郁症状等方面的问题（**临床表现**），似乎是她对近期得知父亲出轨并在外面有孩子这一消息的反应（**当前诱发因素**）。在卡特里娜觉得自己受到他人侵犯或控制时，她会有报复倾向（**持续诱发因素**）。由于卡特里娜与父亲缺乏联系，对父母也缺乏信任，她会通过与权威人士和同龄人对抗的方式，来保护自己免受进一步的伤害和抛弃（**模式**）。简而言之，可以从卡特里

娜因父亲的出轨行为而对他失去信任这一视角来理解她的模式。此外，她感到自己被父亲抛弃，似乎影响了她的核心信念，包括对他人的不信任和对他人意图的偏执想法，以及与他人相处时缺乏安全感。

(**易感因素**)。由于卡特里娜不愿意寻求帮助，参与治疗的积极性不高，社交隔离，缺乏支持系统，母亲和老师会很严苛地强迫她服从，挫折承受能力低，缺乏自信沟通技能，这些因素使得卡特里娜的模式得以维持（**维持因素**）。尽管卡特里娜目前面临着各种困难，但她与姨妈和弟弟的关系非常亲密。除了家庭中的亲密关系外，卡特里娜还表示，她觉得自己有责任照顾弟弟，并尽一切可能保护他不受伤害。最后，她的优势包括她希望成为一名优秀的艺术家，她意志坚定、很聪明、有共情力和创造力（**保护因素/优势**）。

卡特里娜认同自己是异性恋者和混血儿。她认为自己既是西班牙裔美国人，又是非洲裔美国人，但她表示与这两种身份的民族和文化传统的关联都很少。她希望自己能和朋友们一样，不想因为在朋友们面前跟母亲讲西班牙语而感到自己与众不同或怪异(**文化认同**)。她的异文化适应程度中等，虽然母亲要求她在家里要讲西班牙语，但她在外面时不喜欢讲。卡特里娜母亲的异文化适应程度较低，表现在：她讲英语会有困难，几乎没有讲英语的朋友，她是第一代波多黎各裔美国人，也是非洲裔美国人，她说自己在美国生活得不开心，并打算在卡特里娜高中毕业后就搬回波多黎各（**文化应激与异文化适应**）。卡特里娜并不认为自己有抑郁症，而是觉得如果别人能少点控制欲，“少点颐指气使”，她就不会那么讨厌别人了（**文化解释**）。似乎中等程度的文化因素和中等程度的人格动力因素，都影响着她目前的问题（**文化与人格**）。

卡特里娜要想更有效地运作社会功能，她面临的挑战是提高信任他人的能力、增强安全感，以及更好地与他人建立关系（**治疗模式**）。

____

____

____

____

____

____

（**治疗目标**）。治疗重点是检验和改善她的适应不良信念，即认为他人是不安全的和有控制欲的，并帮助她改变在家庭和学校环境中引发问题的行为缺陷（**治疗重点**）。基本治疗策略是识别并改进特定的适应不良信念和行为，并通过技能训练、动机访谈、认知重构、心理教育、转介到她学校的团体咨询及家庭治疗来解决这些问题（**治疗策略**）。

____

____

____

（**治疗干预措施**）。鉴于卡特里娜参与治疗的积极性不高，而且她的偏执特质与其对抗行为有关，所以治疗过程中预计会遇到一些阻碍和挑战。可预见的是，鉴于她无法信任治疗师，她将会很难与治疗师讨论个人问题，而且她可能经常对治疗师做出考验性行为（**治疗阻碍**）。考虑到卡特里娜的年龄和她母亲的异文化适应水平，治疗中需要涉及一些文化敏感性要素。鉴于卡特里娜的混血儿身份和她在两种文化中的个人经历，将采用文化聚焦的认知行为治疗和家庭治疗来解决文化因素带来的问题。此外，由于性别动力可能是一个问题，所以为她指派一名女性治疗师可能会有所帮助（**文化性治疗**）。假如卡特里娜在治疗过程中能更多地参与进来，能利用自己的优势，并寻求姨妈的支持，那么可以判定她的预后会是一般到良好（**治疗预后**）。

技能培养练习：认知行为治疗个案概念化

正如在第6章的“技能培养练习”中提到的，**你会注意到个案概念化说明的某些要素包含一些空白行。这些空白行的部分通过具体的提示，为你提供了进一步提高个案概念化技能的机会。**针对每个案例写一份简短的易感因素说明、治疗目标，以及相应的基于特定理论的治疗干预措施清单。

总结评论

本章对认知行为模型的个案概念化进行了描述和说明。列举了认知行为治疗观点的基本假设，并讨论了认知行为治疗评估所涉及的要素。然后，将认知行为治疗个案概念化模型应用于五个案例，并对其临床构想、文化构想和治疗构想进行了说明。第 8 章则基于限时动力性心理治疗模型个案概念化方法，对这五个案例再次进行分析和说明。

第 7 章　思考题

1. 描述采用认知行为治疗个案概念化方法识别来访者适应不良行为的各个方面。
2. 讨论运用认知行为治疗个案概念化方法的目标、合理性和理想结果。
3. 解释为什么认知行为治疗个案概念化最常用的方法是先从行为方面开始，然后再处理认知方面，这样做的好处是什么？
4. 比较用于初始评估中的一些提示性问题，这些问题能引出个案概念化的哪些组成部分？
5. 描述认知行为方法的临床构想、文化构想和治疗构想的组成部分。

参考答案

安东尼的案例

易感因素 安东尼的反应可以理解为他用攻击和冲动的方式来保护自己，使自己避免受伤害、被武断评判、被拒绝，以及遭遇在生母和寄养家庭中都经历过的丧失。安东尼认为攻击性行为是用来沟通、压制或打败别人的。安东尼童年时曾遭受过情感、语言和身体虐待。他还有过被忽视和被抛弃的经历。在认知上，他的自我观涉及的核心信念，包括自己是有缺陷的，他人通常会伤害或虐待他。他的世界观涉及的核心信念，包括生活是危险和不公平的，他人是伤害性的、拒绝的。这些都反映在他适应不良的图式中，包括缺陷性、不信任/虐待、惩罚等。从行为上看，这种自幼就开始反击他人和有条件地与他人交往的模式导致了他的技能缺陷，包括自信沟通、协商、冲突解决及交友技能。

治疗目标 治疗目标包括情绪自我调节，特别是加强对愤怒和冲动的控制，以及提高自信沟通技能和冲突解决技能。

治疗干预措施 在引导探索的过程中处理他的适应不良信念，通过指导帮助他学会对思维、行为和情感进行自我监控，并通过自动思维记录对其提出挑战。通过心理教育团体治疗，提高他冲突解决和人际交往技能。在个体治疗中，采用行为替代技术帮助他在愤怒或卷入冲突时找到可替代的行为。其他干预措施包括苏格拉底式提问、检验证据、辩论，以及认知和行为替代。

玛丽亚的案例

易感因素 可以从玛丽亚成长于一个重视家庭观念的传统墨西哥裔美国家庭来理解她的反应。在认知上，她的自我观涉及的核心信念包括自己是有缺陷的和不够好的。她的世界观涉及的核心信念是认为外界和他人是要求苛刻的，而且对她的需要漠不关心。她认为，如果她离开，那么她就是一个坏女儿；如果她屈从于父母的期望，那么就会让自己失望。她的信念与依赖型人格模式相一致，即她倾向于把外界环境感知为困难的、不公平的，进而会把别人的需要放在第一位，而忽视了自己的需要。她的适应不良图式包括自我牺牲、寻求认同和缺陷性。在行为上，这种取悦他人的模式会表现为羞怯、被动交流，以及忽视自己的需要，而且自幼年起就造成了她在自信沟通、协商和解决冲突等方面的技能缺陷。

治疗目标 治疗目标包括提高自我效能感，以及自信地做决定和明确表达决定的能力。

治疗干预措施 通过参加心理教育团体，帮助她提高人际交往技能和自信技能，通过个体治疗帮助她过渡到这样的团体中。将在引导探索的过程中处理她的适应不良信念，通过提供指导帮助她学会对自己的思维、行为和情感进行自我监控，并通过自动思维记录对其提出挑战。通过角色扮演来帮助她提高自信技能；同时，治疗师还可以与玛丽亚协作，对她在特定情况下的一些不合理信念进行辩论。

其他干预措施还包括苏格拉底式提问、检验证据、认知和行为替代、思维阻断和暴露。

理查德的案例

易感因素 可以将理查德的外在问题理解为是他的核心信念导致的结果。理查德认为自己有权得到特殊照顾。他认为世界是供他享用的，别人要对他的需求有求必应。他的适应不良的图式包括特权感、缺陷性和情感匮乏。这些信念与自恋型人格模式相一致，即他倾向于将外在环境感知为都是为了他的需求服务的。适应不良的行为包括愤怒、情绪失调、冲动及要求苛刻。行为缺陷包括有限的人际交往技能，其中包括共情回应能力。

治疗目标 治疗目标包括提高控制愤怒和冲动的能力，减少悲伤和焦虑。

治疗干预措施 最好在心理教育团体中帮助他提高人际交往技能、共情技能和愤怒管理技能，个体治疗将有助于他过渡到这种团体治疗。将在引导探索的过程中处理他的适应不良信念，通过提供指导帮助他学会对自己的思维、行为和情感进行自我监控，并通过自动思维记录对其提出挑战。采用认知和行为替代帮助他改善情绪，并使他开始能够在周末走出家门去打高尔夫，与朋友共度时光。其他干预措施还包括苏格拉底式提问、检验证据、辩论、思维阻断、行为激活、暴露，以及行为模仿和演练。

卡特里娜的案例

易感因素 卡特里娜认为自己是有缺陷的和不够好的，认为他人是有控制欲的、不值得信任的。她的适应不良图式包括无价值、不可信和不可爱。她的适应不良行为包括在自信沟通、交友技能和愤怒管理方面的技能不足。这些图式和行为缺陷似乎是受卡特里娜感觉父亲是批判性的、不值得信任的，同时觉得母亲是控制欲强、神神秘秘的这种体验的影响。

治疗目标 治疗目标包括减少抑郁症状、管理愤怒、提高自信和交友技能，以及减少对抗行为。此外，治疗将会设法减少其不良信念和行为，并培养更具适应性的信念和行为。

治疗干预措施 一旦她通过建立良好关系和动机访谈参与治疗过程中，将通过引导探索和认知替代来处理其适应不良信念。帮助她学会对思维进行自我监控，练习正念，使用 CBT - 艺术疗法来讨论她的感受，并完成思维日志以帮助她控制抑郁症状和愤怒情绪。学校咨询师将采用基于优势的 CBT 策略在学校环境下为卡特里娜提供支持，这些策略将以卡特里娜已确定的优势为基础，并使用卡特里娜带来的隐喻来管理其愤怒情绪。将采用家庭治疗来解决卡特里娜和朱莉娅之间的权力斗争问题，并帮助她们更好地沟通彼此的需求和感受。

参考文献

[1] Craske, M.G. (2010). *Cognitive-behavioral therapy.* Washington, DC: American Psychological Association.

[2] Hwang, W. (2006). The psychotherapy adaptation and modification framework: Application to Asian Americans. *The American Psychologist, 61*(7), 702 - 715.

[3] Kirk, J. (1989). Cognitive-behavioral assessment. In K. Hawton, P. M.

Salkovskis, J. Kirk & D. M. Clark (Eds.), *Cognitive behaviour therapy for psychiatric problems: A practical guide* (pp. 13 - 51). New York, NY: Oxford University Press.

[4] Ledley, D. R., Marx, B. P., & Heimberg, R. G. (2005). *Making cognitive-behavioral therapy work: Clinical process for new practitioners.* New York, NY: Guilford Press.

[5] Manning, S. (2018). Case formulation in DBT: Developing a behavioural formulation. In M. Swales (Ed.), *The Oxford handbook of dialectical behaviour therapy* (pp. 237 - 258). Oxford, UK: Oxford University Press.

[6] McCullough, J. (2000). *Treatment for chronic depression: Cognitive behavioral analysis system of psychotherapy.* New York, NY: Guilford Press.

[7] McCullough, J., Schramm, E., & Penberthy, K. (2014). *CBASP as a distinctive treatment for persistent depressive disorder: Distinctive features.* New York, NY: Routledge.

[8] Miranda, J., Nakamura, R., & Bernal, G. (2003). Including ethnic minorities in mental health intervention research: A practical approach to a long-standing problem. *Culture, Medicine, and Psychiatry,* 27(4), 467 - 486.

[9] Newman, C. (2012). *Core competencies in cognitive behavior therapy*. New York, NY: Routledge.

[10] Sperry, L., & Sperry, J. (2016). *Cognitive behavioral therapy of DSM - 5 personality disorders: Assessment, case conceptualization, and treatment* (3rd ed.). New York, NY: Routledge.

[11] Sperry, J., & Sperry, L. (2018). *Cognitive behavior therapy in counseling practice.* New York, NY: Routledge.

[12] Wright, J., Basco, M., & Thase, M. (2006). *Learning cognitive-behavior therapy: An illustrated guide.* Washington, DC: American Psychiatric Press.

[13] Young, J. E., Klosko, J. S., & Weishaar, M. E. (2003). *Schema Therapy: A practitioner's guide*. New York, NY: Guilford Press.

第 8 章　限时动力性心理治疗个案概念化

在众多动力性心理治疗方法中，人际动力性治疗目前甚是流行。其中，限时动力性心理治疗（time-limited dynamic psychotherapy，TLDP；Strupp & Binder，1984；Binder，2004；Binder & Betan，2013；Levenson，1995，2017）是一种最为常用且基于研究的治疗方法，本章将聚焦于此。限时动力性心理治疗的目标是培养来访者的内省力，促进矫正性情感体验（Levenson，2017）。本章首先介绍限时动力性的观点及其基本前提。之后，阐述限时动力性评估中涉及的要素，并为总结这类评估提供一些指导。然后，阐述发展和撰写限时动力性心理治疗个案概念化的过程。最后，将此过程应用于第 1 章中介绍的五个案例。

限时动力性视角

这一观点是基于这样一个观察结果，即来访者早年发展出一种与他人相处的适应不良模式，并循环持续存在，这种模式会影响他们目前生活功能的各个方面。利文森认为这种治疗的主要目标是为来访者提供有关自己内部和与他人关系的新体验，并帮助来访者对自己和与他人的关系找到新的理解或见解（Levenson，1995，2010）。这种观点假定，在治疗中，来访者适应不良的人际模式会在治疗中活现，治疗师会受到来访者这一活现的影响。利文森认为，这种治疗的定位是使用依恋理论、人际神经生物学、情感体验学习和系统理论等技术来帮助存在破坏性关系模式的来访者（Levenson，2017）。治疗师的角色是参与者和观察者，同时也以关心和支持以及指导和积极的态度方式与来访者建立关系。精神病理学被认为是根植于与早期照料者的缺陷关系模式，而这些适应不良模式几乎总是反映在症状、人际困扰和人际关系不满上。

在本书所描述的所有观点中，本章观点的独特之处在于它强调了会谈中的活现，这些活现可以培养内省力和矫正性的人际体验。它还利用了治疗师客观的或对来访者互动性的反移情反应，客观是指治疗师的感受与大多数与来访者有过接触的其他治疗师是一样的。这与反映治疗师自身未完成情结的更为“主观的反移情”形成了对比。

循环的适应不良模式反映了来访者重复出现的适应不良的互动，特别是不灵活的、自我持续（self-perpetuating）的行为、自我挫败的预期和负面的自我评价，这些都会导致与他人的互动功能失调（Butler & Binder，1987；Butler，Strupp，& Binder，1993）。推导一个循环存在的适应不良模式，可以让治疗师理解来访者当前和过往的关系模式，并以一种简明的心理动力性方式处理它。以下列出了来访者适应不良模式的四个方面（Levenson，2010，2017）。

（1）自我行为：包括来访者的想法、情绪、动机、感知及行为（人际间）。

(2) 对他人的预期：来访者想象他人会对其行为（自我行为）做出怎样的反应。

(3) 他人对自我的行为：包括来访者观察或感知（或假设）到的他人所做的实际行为。

(4) 自我对自我的行为（内摄）：涉及来访者对自己的所有行为或态度。

简而言之，这种方法

> 假设随着时间的推移，来访者不知不觉形成了一种自我持续的、适应不良的与他人相处的模式，这种模式是来访者当前所出现的问题的根源所在。治疗师的工作是借助于临床关系为来访者提供新的关系体验，让来访者打破旧的模式，从而解决目前的问题。
>
> （Levenson & Strupp，2007，p. 76）

接下来的两部分内容将介绍限时动力性评估和限时动力性心理治疗个案概念化方法。

限时动力性评估

限时动力性评估的重点是在诊断评估的基础上获得更多的信息来促进形成基于理论的临床和治疗构想。评估的重点包括当前的情况，也包括易感因素，即循环的适应不良模式。该分析包括利文森提出的以下步骤（Levenson，2010）：

(1) 让来访者讲述他们的故事。

(2) 进行“锚定历史”，在锚定的过往经历中确定是什么诱发了具体的行动、感受和归因方式。从来访者当前所在的位置开始，同时对来访者的动力有更深入的了解。

(3) 注意来访者叙事中的情感色彩，关注语言和非语言的交流。

(4) 探索当前症状或问题的情感背景：问题何时开始的？当时来访者的生活中正发生什么人际动力？来访者的痛苦在何处？来访者是如何不得不放弃、改变或扭曲自己，以让他人更容易接受自己？

(5) 倾听、观察和探索相关信息，得出来访者适应不良的关系模式。当他们尝试理解来访者的循环模式时，治疗师应该问自己以下问题（Binder，2004）。

自我行为：来访者对他人的愿望和意图是什么？来访者面对他人时表现出怎样的行为？

对他人的预期：来访者假设或期待的他人意图是什么？来访者的反应是什么？

他人对自我的行为：来访者如何感知、理解他人的行为和意图？来访者的反应是什么？

自我对自我的行为（内摄）：来访者如何对待自己？来访者与他人互动和关系的体验如何影响其看待和对待自己的方式？

互动性反移情：我对来访者的客观反应是什么？我在与来访者的互动中，是否体验到不被打动、被吸引、被推开、被排斥，还是同时被吸引和被推开？

限时动力性心理治疗个案概念化方法

限时动力性心理治疗个案概念化是基于来访者与他人互动中循环的适应不良关系模式，以及这种模式如何影响来访者生活功能的各个方面。从限时动力性评估中获得的信息和推演能够形成一个完整的个案概念化，并且可以与来访者分享和讨论。本质上，诊断和临床构想部分概述了来访者与他人之间关系的模式，来访者对待自己的方式，以及他们如何看待自己，即内摄。文化构想部分提供了文化动力以及文化动力与人格动力相互作用的解释，如果这些在来访者的问题中起作用的话。最后，治疗构想部分提供了一个地图，以指导转变为一个更具适应性的关系模式。这里呈现的限时动力性心理治疗个案概念化模型与本书中描述的其他四种模型相似，因为它共享了几个共同的要素。但是，它也有独具特征的要素，不同于其他四种模型。这些要素包括：易感因素、治疗目标、治疗重点、治疗策略及治疗干预措施。表 8.1 列出并描述了这 5 个特征性要素。

表 8.1　限时动力性心理治疗个案概念化的特征性要素

要素	描述
易感因素	循环的适应不良模式（自我行为，他人对自我的行为，对他人的预期，自我对自我的行为）
治疗目标	内省力（新的理解） 矫正性的关系体验（新体验）
治疗重点	由循环的适应不良模式而引发的困难人际关系

（续表）

要素	描述
治疗策略	基本治疗策略：利用治疗关系培育体验式的人际学习，修正和完善循环的模式 常见策略：支持、诠释、矫正性情感体验
治疗干预措施	循环的适应不良模式的修正和完善；动力学解释；移情分析；澄清和面质，通过深入提问、指导和实践来修通（有意识地使用新的方法：选择性地使用其他的干预方法）

限时动力性心理治疗个案概念化：五个案例

针对五个不同案例，呈现了构建一个限时动力性心理治疗个案概念化的过程。在每个案例的背景资料之后，会有一个评估段落来说明与该模型相关的关键信息。然后，一个表格总结了包括诊断构想、临床构想和文化构想在内的10个要素（在第2章和第3章中讨论的），以及治疗构想的8个要素（在第4章中讨论的）。最后，对这些信息进行整合并形成个案概念化说明：第一段报告诊断和临床构想，第二段报告文化构想，而第三段报告治疗构想。

格里的案例

格里是一名35岁的非洲裔美国女性，担任行政助理。她单身独居，当出现抑郁和社交隔离症状3周后，公司的人力资源主管将她推荐到医院接受评估和治疗。她的缺勤促成了这次的推荐就诊。格里的症状是在上司和她讲了考虑提拔她的消息后不久开始出现的。她提及小时候当受到家人和同伴的批评与嘲笑时，她会变得孤立和回避他人。她异文化适应程度高，并认为自己的抑郁是由工作压力和脑内化学物质失衡导致的。

• **限时动力性评估** 除了诊断评估信息外，限时动力性评估还补充了以下内容：格里在早年和现在与同龄人相处时都有困难，她遭遇同龄人的批评和取笑。现在，她选择将自己与他人隔离开，从而避免被批评和嘲笑。她在成长过程中没有要好的朋友，目前只有一位信任的同事。她认为自己不够称职，有缺陷，且非常严于律己。在访谈中，她好几次谈到自己对自己感到厌恶，当她谈及预期别人对她非常严苛时，她甚至哭了。她还提到，从她的父亲开始起，其他人就对她要求很高，很挑剔。她回忆起自己被同龄人与家人说成"胖"和"笨"。她说多年来她与父母或兄弟几乎没有联系，也从未有过长期的关系。最后，值得注意的是，治疗师自己对格里的互动性反移情。治疗师体验到一开始被她接近，然后又被推开。表 8.2 描述了诊断和限时动力性评估的结果，总结了完整个案概念化的关键要素。

表 8.2 个案概念化要素

要素	描述
临床表现	社交隔离和抑郁症状加剧
诱发因素	得知她正在被考虑升职和更换新主管的消息（**当前诱发因素**）；对亲密关系的需要以及对于她会受到批评、被拒绝和感到不安全的预期（**持续诱发因素**）

（续表）

要素	描述
适应不良模式	当感到不安全时，会与他人断绝联系（或者退缩）
易感因素	**自我行为**：对工作晋升感到沮丧和担忧 **他人对自我的行为**：批判的家庭和同伴；一个亲密友人 **对他人的预期**：评判性的、挑剔的、苛刻的 **自我对自我的行为（内摄）**：不足的、有缺点的、自我要求严苛的
维持因素	关系动力；羞怯；独居生活；普遍的社交隔离
保护因素和优势	亲密、可信任的朋友和知己；稳定而有意义的工作；有资格获得工作便利
文化认同	中产阶级非洲裔美国人；有限的种族联系
文化应激与异文化适应	高度异文化适应；无明显异文化适应应激，但家庭性别角色强化了她不够好的观念
文化解释	抑郁是由工作压力和脑内化学物质失衡导致的
文化与人格	人格动力发挥着重要作用
治疗模式	与他人建立关系的同时感到更安全
治疗目标	减轻抑郁症状；增加社交活动；重返工作岗位；获得内省和矫正性人际关系体验
治疗重点	由她的循环模式而引发的困难人际关系
治疗策略	利用治疗关系培育体验式的人际学习，修正循环的模式；支持；诠释；矫正性情感体验
治疗干预措施	修正和完善循环模式；动力学解释；移情分析；关系技能和实践的指导；角色扮演

（续表）

要素	描述
治疗阻碍	“考验”治疗师；可能会抗拒团体治疗；过度依赖治疗师；难以结束治疗
文化性治疗	由于性别可能是一个问题，所以要分配具有支持性的女性治疗师
治疗预后	如果她社会交往和社交技能增加，并重返工作岗位，则预后良好

• **个案概念化说明** 格里表现出的社交隔离和抑郁症状加剧（**临床表现**），似乎是她对工作中自己被领导提拔和换新主管的消息（**当前诱发因素**），以及在渴望亲密关系的同时，她对会受到他人批评、被拒绝和感到不安全的预期（**持续诱发因素**）做出的反应。在格里的生活中，她发现尽可能地回避他人，并在其他时候也只是有条件地与他人建立联系，是比较安全的；因此，她缺乏关键的社交技能，社交网络也很有限（**模式**）。她的反应和模式可以从她既往回避的经历和生活里对自己严苛的特点中得以理解。她回避大多数关系，在生活的各个方面都总是回避社交。虽然这有助于减少被批评的可能性，增加安全感，但也让她感到孤独，并心里偷偷地希望能有更多的朋友和亲密关系。家人和同事都对她持批评态度，她认为有些人对她要求过高。她在成长过程中没有要好的朋友，还好有一位她信任的同事。她猜想：如果她接受了职位晋升，新领导将会对她的工作表现提出过高的要求和过分挑剔。她认为自己不够称职，对自己有非常严苛的要求，她预期其他人也是苛刻和挑剔的（**易感因素**）。因为她羞怯、独居、社交技能有

限，以及为确保安全而采用的回避和社交孤立的方式，所以使得这种循环模式得以维持（**维持因素**）。在多年工作经历中，她能对工作尽责并投身其中。她有一位可以信赖的朋友，还可以通过立法机构（如《美国残疾人法案》）寻求工作上的便利，这都让她受益匪浅（**保护因素/优势**）。

格里认同自己是中产阶级非洲裔美国人，但她对非洲裔美国人社区没什么兴趣，也并未参与其中（**文化认同**）。她异文化适应程度高，父母也是如此，但她家族体系中更重视男性。这种对男性的偏心似乎强化了她是不受欢迎的和不够好的观念（**文化应激与异文化适应**）。她认为自己的抑郁是由工作压力和脑内化学物质失衡导致的（**文化解释**）。未发现显著的文化性因素发挥作用。从目前的临床表现来看，格里的人格动力似乎在很大程度上发挥着作用，但也要探讨性别角色方面的议题（**文化与人格**）。

格里面临的挑战是更有效地运作社会功能，并能在与他人交往中有更多安全感（**治疗模式**）。治疗目标包括减轻抑郁症状、提高人际交往和交友技能、重返工作岗位并增加社交网络。从限时动力性心理治疗的角度来看，治疗的主要目标是减少抑郁症状，培养内省力，提高人际问题解决的技能，并鼓励矫正性的情感和人际体验（**治疗目标**）。治疗主要集中于解决格里循环的适应不良模式所引发的困难人际关系，并把治疗目标放在治疗的首位（**治疗重点**）。基本的治疗策略是利用治疗关系来促进新的关系体验，并理解和修正适应不良模式。相关策略包括支持、诠释、角色扮演及药物治疗（**治疗策略**）。支持性的技能可以用来肯定她，并鼓励她更积极、主动地寻找与他人的关系。移情与反移情活现将进行分析和处理。具体困难情况的角色扮演可以增加格里对其循环模式的觉察，并促进矫正性的情感体验。其他干预措施将包括动力学解释以培养内省力，指导发展关系技能，并练习这些技能。如果有需要，转诊进行药物评估，并安排药物监测（**治疗干预措施**）。可以预料治疗会遇到一些阻碍和挑战。鉴于她具有回避型人格结构，所以很可能会出现矛盾型阻抗。可预见的是，她将很难与治疗师讨论个人问题，会“考验”治疗师，可能会因临时改变、取消会谈或者迟到而挑起治疗师对她的批评，可能会拖延时间、回避情感，或以其他方式“考验”治疗师的可信度。一旦取得了对治疗师的信任，她很可能会对治疗师和治疗紧抓不放；因此，除非增加她在治疗之外的社会支持系统，否则可能会很难结束治疗。此外，她的回避模式可能使她很难进入并持续参与团体治疗。因此，个体治疗可以作为进入团体治疗的过渡，包括也可以与持有接纳和不评判态度的团体治疗师有一些接触。这可能会增加格里的安全感，减少她在团体情境中自我暴露的难度。另一个要考虑的因素是移情活现。考虑到她曾受父母与同龄人批评和取笑的程度，可预见的是，治疗师的任何不耐烦和言语或非言语的批评都会激活这种移情。最后，由于她对所信任的人会有依赖倾向，所以提高她的能力，让她更有信心能独立地工作，并延长最后四五次治疗之间的时间间隔，这可以减少她对结束治疗的矛盾心理（**治疗阻碍**）。鉴于格里的人格动力，文化应激似乎并未显著影响治疗进展。不过，考虑到她家庭中的性别角色、她与父亲之间的紧张关系，以及自那之后她与男性的关系发展就变得很有限，性别动力可能会影响治疗关系。因此，这些提示在治疗的初始阶段，或许应该由女性治疗师来进行个体治疗和团体治疗（**文化性治疗**）。如果格里在治疗中与治疗外，在自信心、人际关系技能和社交技能上有所提高，并重返工作岗位，那么我们可以认为其预后良好；如果不能，预后则不容乐观（**治疗预后**）。

安东尼的案例

安东尼是一名25岁左右的非洲裔美国海军海员，曾在受到轻度挑衅的情况下对他人大打出手。最近，指挥官命令他接受强制性心理咨询。他在婴儿时期被寄养，在情感、言语和身体上都受到非洲裔美国寄养家庭的忽视和虐待，尤其是养母会用种族歧视来恐吓他。15岁时，他再也无法忍受养母的虐待和暴行，与其对峙，这导致他被逐出家门、流落街头。

• **限时动力性评估**　除了诊断评估信息外，动力性评估还补充了以下内容：安东尼在早年和现在与同伴相处时都有困难。在过去，他被同伴嘲笑。现在，他会反击，并认为自己对所谓的不公正极为敏感。他讨论了自己被非洲裔美国寄养家庭虐待的经历——情感上、言语上、性上及身体上。他回忆起许多因自己的行为不能让养母满意而受到体罚的事件。基于这些以及相关的被虐待和忽视的经历，他开始总是觉得他人会伤害他，不公平地对待他。他经常对自己生气，并倾向于关注那些让他生气的信息。他认为自己低人一等、不可爱。在访谈中，他从开始对治疗师感到满意，很快转变为怀疑治疗师的意图，并总是用单个词来作答以此表示不愿继续讨论，并对无伤大雅的问题感到愤怒。最后，可以留意治疗师对安东尼的互动性反移情。治疗师最初体验到被他吸引，然后在安东尼用尖锐的语调谈论过往经历时，治疗师感到被推开。表8.3描述了诊断和限时动力性评估的结果，总结了完整个案概念化的关键要素。

表 8.3 个案概念化要素

要素	描述
临床表现	言语和身体报复；困惑
诱发因素	发生矛盾导致与其他海员产生肢体冲突（**当前诱发因素**）；感到被同伴和权威人士不公平对待（**持续诱发因素**）
适应不良模式	反击并有条件地与他人建立联系
易感因素	**自我行为**：愤怒、暴怒；抑郁；隔离 **他人对自我的行为**：来自家庭的虐待和忽视；被同伴嘲笑 **对他人的预期**：他人会伤害或不公平地对待他 **自我对自我的行为（内摄）**：对于丧失和暴怒感到困惑及反刍
维持因素	情绪调节能力不足；缺乏冲突解决技能；不良的循环模式
保护因素和优势	最好的朋友是能与他建立安全依恋的人；聪明，热爱阅读，兴趣广泛；有创造力；恪尽职守
文化认同	非洲裔美国人，在种族关系方面有一些冲突
文化应激与异文化适应	高度异文化适应，同时伴随着较大的文化应激
文化解释	种族贬低；白人同伴和上司的种族挑衅
文化与人格	人格和文化性因素发挥着作用
治疗模式	谨慎地与他人建立更充分的联系
治疗目标	愤怒和冲动控制；提高积极的应对技巧；寻找原生家庭；获得内省和矫正性人际关系体验
治疗重点	由他的循环模式而引发的困难人际关系

（续表）

要素	描述
治疗策略	利用治疗关系来促进经验学习，修正循环的模式；支持；诠释；矫正性情感体验
治疗干预措施	修正和完善循环模式；动力学解释；移情分析；关系技能和实践的指导；角色扮演
治疗阻碍	与男性治疗师的移情与反移情活现；攻击性的付诸行动；依赖和理想化治疗师
文化性治疗	治疗性建构与处理寄养家庭的偏见和虐待；阅读疗法
治疗预后	良好到非常好

- **个案概念化说明**　安东尼言语和肢体上抨击他人以及对别人的意图感到困惑（**临床表现**），似乎是他面对同伴的嘲弄和挑衅做出的反应，这导致发生肢体冲突（**当前诱发因素**），并且他觉得受到同伴和权威人士的不公平对待（**持续诱发因素**）。在安东尼的生活中，他一直在寻求被人接纳，并试图弄明白自己被忽视、被虐待和被遗弃的经历，而在面临威胁或感到被不公平对待时，他通过积极反击和有条件地与他人建立联系来保护自己（**模式**）。

（**易感因素**）。他情绪调节能力不足，对反击行为进行自我辩解，以及在冲突解决技能方面存在缺陷，这些都促进并维持了这种循环模式（**维持因素**）。安东尼的治疗中也有一些保护因素和优势，包括童年最好的朋友是他唯一建立了安全依恋的对象。他很聪明，喜欢阅读，兴趣广泛，至少到近期为止他的军衔一直在定期晋升。他还会写诗，并学会了两门外语。此外，他还受益于一个充满关爱性的军事指挥和组织机构，对于他过去的攻击性行为，该机构鼓励其进行咨询和治疗，而不是采取惩罚性措施（**保护因素/优势**）。

安东尼认同自己是非洲裔美国人，并保持着一些种族联系（**文化认同**）。尽管他有高度异文化适应，但仍然受到相当严重的种族歧视，而他的文化性信念似乎加剧了这种歧视（**文化应激与异文化适应**）。他认为他的问题是由非洲裔美国人寄养家庭对他的种族贬低和虐待，以及白人同伴和海军上司对他的种族挑衅所导致（**文化解释**）。人格和文化因素似乎都在其中发挥作用（**文化与人格**）。

安东尼面临的挑战将是如何更充分地与他人接触，同时也要保持小心谨慎和洞察。这种更具适应性的模式将允许他体验到安全的和富有生命力的人际关系（**治疗模式**）。目标是帮助他管理自己的愤怒，提高控制冲动反应的能力，掌握积极的应对技能，帮助他找到家人并重新与家人联结。

（**治疗目标**）。治疗的重点是关注安东尼糟糕的关系（**治疗重点**）。基本的治疗策略是利用治疗关系来促进新的关系体验，理解和修正适应不良模式。支持性治疗策略包括支持、动力学解释和培育与海军同僚和上级的矫正性情感体验（**治疗策略**）。

（**治疗干预措施**）。可以预见，治疗中会遇到一些特定的阻碍和挑战，包括：安东尼可能很快就会把一位关心他的治疗师认同为他从未拥有过的积极的父亲般的形象和榜样。这也很可能会引起可预见的移情与反移情活现，致使他做出攻击性的付诸行动（**治疗阻碍**）。除了解决人格和人际关系问题的治疗目标外，达到有效的治疗结果还需要解决文化层面的偏见，不仅是来自白人同伴和上司的偏见，还有他经历过的黑人对黑人的偏见。作为治疗性的框架，将寄养家庭对他的偏见和虐待，归结为该家庭中世代传递的自我厌恶，从祖辈传递到他这里；然后，可以对其进行治疗处理。由于他酷爱阅读，那么阅读疗法，即分析和解释这种偏见的书籍和文章，可以成为一种有用的辅助治疗手段（**文化性治疗**）。安东尼为治疗带来了许多优势和资源，其中包括聪明、兴趣广泛又酷爱阅读、定期晋升职级（至少到最近为止）、创作诗歌，以及学习了两门外语。这些资源再加上他的改变动机，表明他会有良好到非常好的预后（**治疗预后**）。

玛丽亚的案例

玛丽亚是一名 17 岁的第一代墨西哥裔美国女孩，她因为情绪低落问题而被转介到心理咨询机构。她对于自己决定去上大学，而不是留在家里照顾身患绝症的母亲一事感到很矛盾。家人希望她能待在家里。她对 17 岁时离开家的姐姐感到很生气，父母坚持认为其文化“要求”姐姐要在父母年老或生病时照顾他们，而姐姐却离开了家。她的英裔朋友鼓励她去上大学，追求自己的梦想。

• **限时动力性评估**　除了诊断评估信息外，限时动力性评估还补充了以下内容：玛丽亚开始尝试喝酒，目前正经历内疚和抑郁的情绪。她很矛盾，认为如果她离开家去读大学，她就是一个坏女儿；如果她待在家里照顾父母，她就不得不放弃自己的职业抱负。她说，父母已经为她做出了许多重大决定。她说，她已经习惯了人们告诉她该做什么，甚至偶尔会担心需要自己做决定。她承认自己对朋友和家人感到依赖。她说在其文化背景中，非常强调子女要在父母需要的时候提供照料。她哭着说，她很担心如果自己不待在家里照顾父母，父母就不会爱她了。她认为自己不够好，也觉得自己被困住了。最后，留意治疗师自己对玛丽亚的互动性反移情也有趣。治疗师最初觉得自己被玛丽亚拉得很近，并试图告诉她要去打破文化环境给予的期待。表 8.4 描述了诊断和限时动力性评估的结果，总结了完整个案概念化的关键要素。

表 8.4　个案概念化要素

要素	描述
临床表现	情绪低落；困惑；尝试喝酒
诱发因素	在离家去上大学还是留下来照顾父母的问题上面临压力和冲突（**当前诱发因素**）；期望自力更生、独来独往，不然则以牺牲自己的需要为代价满足他人的需要（**持续诱发因素**）
适应不良模式	满足别人的需要，但不满足自己的需要和愿望，并被“困住”了
易感因素	**自我行为**：内疚和抑郁的症状；喝酒来“放松” **他人对自我的行为**：他人告诉她其人生该怎么过 **对他人的预期**：被告知该做什么；如果她去上大学就会失去父母的爱 **自我对自我的行为（内摄）**：感觉自己不够好、被“困住”
维持因素	依赖和讨好的风格；缺乏自信；文化性期望；她的循环模式
保护因素和优势	强烈的家庭、社会和宗教价值观；出色的学生；紧密联系和安全的文化性社区
文化认同	墨西哥裔美国工人阶级
文化应激与异文化适应	中低程度的异文化适应；应激来自对父母及文化性期望的矛盾情感
文化解释	因“缺乏信仰”导致的问题
文化与人格	人格和文化性因素发挥着作用
治疗模式	满足她自身和他人的需要

（续表）

要素	描述
治疗目标	提高自我效能感、自信、决策能力；降低情绪不稳定性；获得内省和矫正性人际关系体验
治疗重点	由她的循环模式而引发的困难人际关系
治疗策略	利用治疗关系来促进经验学习和修正循环模式；诠释；矫正性情感体验
治疗干预措施	修正和完善循环模式；动力学解释；移情分析；支持；关系技能和实践的指导；角色扮演
治疗阻碍	可能会屈从于父母及文化性期望；取悦治疗师；治疗师可能会在不经意间倡导自主权
文化性治疗	对照料者角色和需要取悦他人的文化性期望进行处理；围绕父母文化性期望进行家庭会谈
治疗预后	一般到良好

• **个案概念化说明**　玛丽亚的抑郁症状、困惑和最近尝试喝酒（**临床表现**），似乎是她对离家上大学还是留下来照顾父母这一问题上面临的压力和冲突（**当前诱发因素**）做出的反应，以及对于要自力更生和独处还是要以牺牲自己的需要为代价来满足他人需要这一问题（**持续诱发因素**）做出的反应。这在很大程度上是因为她取悦别人，尤其是其父母，却忽视了自己的需要和梦想（**模式**）。

（**易感因素**）。她缺乏自信，也不愿意让父母失望，这使得她的这种模式得以维持（**维持因素**）。玛丽亚带入治疗中的一些保护因素包括强烈的家庭、社会和宗教价值观，这可能会促使她确立重要的人生方向。她也非常聪明且在学校表现出色，这为其未来提供了多种发展方向。她还受益于一个紧密团结的家庭和文化性社区，在其中她可以感到安全和被支持（**保护因素/优势**）。

玛丽亚认同自己是墨西哥裔美国工人阶级的一员，她对该文化传统的参与程度中等（**文化认同**）。她的异文化适应处于中低水平，而其父母异文化适应水平则较低。由于姐姐拒绝遵守长女要满足父母的需要而非自己的需要的文化性使命，现在这个责任就落在了玛丽亚身上。玛丽亚在遵从文化性规范和期望还是遵从自己的意愿上的矛盾心理，让她很苦恼（**文化应激与异文化适应**）。她对自己问题的解释模式是，认为这是由“缺乏信仰”所导致，这种想法与她较低的异文化适应水平相一致。虽然她和家人刚来这里时受到了一些歧视，但当他们搬到一个“更安全”的墨西哥裔美国人社区时，这种歧视就不存在了（**文化解释**）。人格和文化因素似乎都在其中发挥作用。确切地说，这种助长依赖性的文化动力，即好女儿就要孝顺父母，强化了她的依赖型人格动力（**文化与人格**）。

玛丽亚成长的挑战是在满足他人的需要和满足自己的需要之间取得平衡（**治疗模式**）。

（**治疗目标**）。治疗的首要目标主要集中在由她的循环模式而引发的困难人际关系（**治疗重点**）。基本的治疗策略将是利用治疗关系来促进经验学习，并修正和完善她的循环模式。与这些治疗目标和重点相一致的治疗策略包括利用治疗关系来促进新的关系体验，以及理解和修正适应不良的模式（**治疗策略**）。

（**治疗干预措施**）。就治疗过程中可能会遇到的阻碍和挑战来说，玛丽亚很可能会试图取悦治疗师，欣然同意治疗师提出的建议和在治疗间隙布置的任务，但事后又变得内心矛盾，继而无法坚持完成。来访者也可能会屈从于父母的期望。因此，在治疗初期，治疗师或许可以做出预测性的解释，即澄清这种情况可能会发生，但这并不意味着失败，而是可以通过治疗加以处理的。最后，与依赖型来访者工作时，治疗师需要预见到自己的需求和价值观可能会成为治疗的阻碍。当来访者还没有做好充分准备的情况下，治疗师在不经意间倡导并期望来访者能独立自主时，就可能出现这种情况（**治疗阻碍**）。要达到有效的治疗结果还需要处理相关的文化动力。具体来说，这可能涉及治疗性地处理她的解释模型，即缺乏信仰是她问题的来源。根据这种信念的显著性和强度，可以使用心理教育和认知辩论。鉴于她有取悦父母的需要，治疗中也要对照顾父母这种文化性期望加以处理。此外，还可以安排家庭会谈，让父母有机会反思和修正对她的文化性期望（**文化性治疗**）。除了人格和文化的影响，玛丽亚带入治疗中的资源也影响着她的预后。她聪明伶俐，学业有成，已经明确了自己的需求和职业理想。不过，考虑到她较低的异文化适应水平和依赖型人格动力，她的预后属于一般到良好的范围（**治疗预后**）。

理查德的案例

理查德是一名41岁的白人男性，他因最近离婚后感到焦虑、悲伤和愤怒来接受咨询评估。他目前独自生活，是一名机械操作员，经常出入夜总会，在那里"寻找完美女人"。在过去的6年里，他做过4份工作；在最后一份工作中，他因与一名女同事发生冲突后用拳头砸穿墙壁而被解雇。他父母都酗酒，他形容父母"总是吵架"，他是家里的独生子。

- **限时动力性评估**　除了诊断评估信息外，限时动力性评估还补充了以下内容：理查德表现出悲伤、愤怒的爆发和焦虑。理查德在早年和现在都与同龄人交往有困难。他说，由于他的愤怒，他已经被解雇了好几次，他甚至用拳头砸穿了前雇主办公室的一面墙。他的父母都酗酒，他形容他们"一直在打架"。他觉得父母很少对他有情感。童年的大部分时光他都感到孤独和抑郁。最近，同事们害怕他发火，经常会被吓到。他经常希望其他人能够随时响应他的需求。他说他总是非常坚定地认为，"即便踩着别人，也要得到我需要的东西”。他怀疑自己的能力，经常进行自我批评，并对自己感到恼火。最后，留意治疗师自己对理查德的互动性反移情也很有趣。在访谈过程中，治疗师感觉被理查德推开，甚至几次感到害怕。表8.5描述了诊断和限时动力性评估的结果，总结了完整个案概念化的关键要素。

表8.5　个案概念化要素

要素	描述
临床表现	愤怒爆发、悲伤和焦虑
诱发因素	近期离婚，还因为用拳头砸穿墙壁而在最后一份工作中被解雇（**当前诱发因素**）；自我评价低、孤独或觉得别人不认为他很特别（**持续诱发因素**）
适应不良模式	抬高自我，贬低和利用他人
易感因素	**自我行为**：愤怒爆发、悲伤和焦虑 **他人对自我的行为**：虐待的父母；离婚的妻子；可怕的同事 **对他人的预期**：预期他人会不响应自己的需求 **自我对自我的行为（内摄）**：怀疑自己的能力；觉得自己不够好
维持因素	易冲动；人际关系技能有限；无法共情；他的循环模式
保护因素和优势	与外祖母的安全依恋；有心理韧性、有魅力、有吸引力
文化认同	中产阶级白人男性
文化应激与异文化适应	高度异文化适应；没有明显的文化应激，但在治疗过程中应注意探讨其特权感

（续表）

要素	描述
文化解释	因虐待、缺乏关爱的父母而导致的焦虑、愤怒和悲伤
文化与人格	人格动力起作用，但应对特权感加以探讨
治疗模式	自信并尊重他人
治疗目标	愤怒和冲动控制；减少悲伤和焦虑；获得内省和矫正性人际关系体验
治疗重点	由他的循环模式而引发的困难人际关系
治疗策略	利用治疗关系来促进经验学习和修正循环模式；诠释；矫正性情感体验
治疗干预措施	修正和完善循环模式；动力学解释；移情分析；支持；关系技能和实践的指导；角色扮演
治疗阻碍	最小化问题行为；理想化或贬低治疗师；态度傲慢
文化性治疗	治疗中没有明确的文化要素需要关注
治疗预后	一般

- **个案概念化说明** 理查德表现出的愤怒爆发、悲伤和焦虑（**临床表现**），似乎是他对近期的离婚事件和在最后一份工作中因为用拳头砸穿墙壁而被解雇的事情（**当前诱发因素**），以及自我评价低、孤独或觉得别人不认为他很特别（**持续诱发因素**）做出的反应。理查德认为自己有权得到特殊关照。他认为这个世界是自己的，其他人也应该随时响应他的需求。在理查德的生活中，他总是抬高自己，同时贬低和利用他人（**模式**）。

（**易感因素**）。他无法共情、冲动、无法控制自己的情绪，使得这种模式得以维持（**维持因素**）。理查德和外祖母之间的安全依恋可被视为一种保护因素，也证明他能够关心他人。理查德带给治疗的最突出的优势是有心理韧性，而且他还很有魅力和吸引力（**保护因素/优势**）。

理查德认同自己是一名中产阶级白人男性（**文化认同**）。看起来他高度异文化适应，未发现显著的文化应激（**文化应激与异文化适应**）。他把自己目前愤怒爆发、悲伤和焦虑问题归因于虐待的、缺乏关爱的、喝酒后经常吵架的父母给他树立了坏榜样（**文化解释**）。最后，人格动力是主要因素，足以解释他目前的问题和模式，但在治疗中探讨他的特权感和特权经历将有助于治疗（**文化与人格**）。

理查德成长的挑战将是实现一种更具适应性的模式，在这种模式中，他可以对自己充满信心，满足自己的需求，同时尊重他人（**治疗模式**）。

(**治疗目标**)。治疗的首要目标主要集中在由他的循环模式而引发的困难人际关系(**治疗重点**)。基本的治疗策略将是利用治疗关系来促进经验学习并修正他的循环模式。支持治疗目标和重点的治疗策略包括动力学解释、移情分析、角色扮演和指导(**治疗策略**)。

(**治疗干预措施**)。关于可能存在的治疗阻碍和挑战,理查德很有可能会通过责怪环境或他人来尽量最小化自己的问题行为。可以预见,至少在治疗的初始阶段,他会交替出现对治疗师的理想化或贬低。他的特权感和傲慢的态度可能会激活治疗师的反移情。此外,对于伴有自恋人格类型的来访者,他们在症状、直接冲突或应激充分缓解后中断治疗的情况并不少见,因此若治疗师认为来访者可以在继续治疗中获益,治疗师需要在治疗开始时及之后向来访者指出,在来访者潜在的不良适应模式未充分改变之前,今后将不可避免地出现类似的问题(**治疗阻碍**)。由于主要影响因素是人格动力,所以除了围绕他的特权感进行探讨之外,没有明确的文化要素需要关注(**文化性治疗**)。最后,考虑到来访者有条件的人际交往方式、多次被解雇和易冲动,所以我们认为他的预后一般(**治疗预后**)。

卡特里娜的案例

卡特里娜是一名13岁的混血女孩。由于她最近出现抑郁症状、学习成绩变差、在学校有对抗行为并与其他同学打架，她被辅导员转介来做心理咨询。自从卡特里娜无意中听到母亲和姨妈的谈话，发现父亲有长达8年的外遇之后，她在过去的6个月里表现出的攻击性行为和学业上的困难都越来越多。当得知父亲还有另外两个孩子时，她感到非常震惊。她还在课堂上多次与其他同学打架，经常与母亲发生冲突，在过去6个月里旷课了15天，并且学习兴趣减退。虽然她以前学习成绩很好，但她现在对曾经能让她体验到快乐的绘画和阅读等活动都明显丧失了兴趣。卡特里娜的父亲目前住在波多黎各，与家人没有任何联系。卡特里娜与母亲和弟弟住在她学校附近的一间小公寓里。她对现在局促的居住空间感到很沮丧，因为父亲一年前离开后，他们不得不从之前居住的独栋住宅里搬出来。

由于卡特里娜是未成年人，在初始访谈中，学校咨询师需要同卡特里娜及其母亲一起交谈。卡特里娜的母亲朱莉娅说，她认为卡特里娜不会和大部分人谈论她的问题，因为她不信任任何人。在初始访谈时，卡特里娜的自我暴露非常困难，大多数问题是朱莉娅回答的，有时在卡特里娜努力要讲话时，朱莉娅会替她说话。

- **限时动力性评估** 朱莉娅说，卡特里娜的父亲非常挑剔，在卡特里娜的整个童年期，她的父亲在情感上都很疏远。卡特里娜说："我并没有真正的父亲，因为真正的父亲应该照顾家庭。"她说她已经厌倦了老师和母亲总是强迫她做不想做的事情。卡特里娜与同龄人相处有困难，并且当老师或母亲要求她服从规则或期望时，她也表现出愤怒、对抗和防御。当同龄人希望她迁就或合作时，她通常会咄咄逼人。老师形容她是对立、易怒、不合作的。她小时候几乎没有什么朋友，但现在有一个她信任的亲密朋友。她认为自己不够好、不可爱，更喜欢独自一人做事。她的人际关系体验中很多都是被利用、被忽视、被控制或被欺骗。在第一次会面时，卡特里娜说她不信任任何人，如果咨询师是要告诉她该怎么做，她便没兴趣再参加咨询会谈。最后，留意治疗师自己对卡特里娜的互动性反移情也很有趣。治疗师最初体验到被卡特里娜的沉默和偶然的防御行为推开。表 8.6 描述了诊断和限时动力性评估的结果，总结了完整个案概念化的关键要素。

表 8.6 个案概念化要素

要素	描述
临床表现	抑郁症状、攻击行为和社交隔离
诱发因素	得知父亲不忠且在外面有孩子（**当前诱发因素**）；感到自己受他人侵犯或控制时就会进行报复（**持续诱发因素**）
适应不良模式	通过对抗权威人物和同龄人，来保护自己免受潜在的伤害和拒绝
易感因素	**自我行为**：对同伴和老师表现攻击性；悲伤；焦虑 **他人对自我的行为**：挑剔的、无法触及的父亲；控制性的母亲；老师期望她服从并会加大惩罚力度 **对他人的预期**：预期他人会控制、伤害或抛弃她 **自我对自我的行为（内摄）**：怀疑自己的能力；感觉自己不够好

（续表）

要素	描述
维持因素	社交隔离，缺乏支持系统；母亲和老师刻板地强迫她服从；挫折承受能力差；缺乏自信沟通技能
保护因素和优势	与姨妈和弟弟关系紧密；聪明、有创造力、有心理韧性
文化认同	西班牙裔美国人和非洲裔美国人；低收入阶层
文化应激与异文化适应	低至中等程度的异文化适应水平和文化应激
文化解释	否认有抑郁症；认为如果老师和母亲不那么控制她，她会感觉好些
文化与人格	人格动力和文化动力都发挥着作用
治疗模式	增强安全感和与他人建立关系的能力
治疗目标	减少抑郁症状和攻击性行为；获得内省和矫正性人际关系体验
治疗重点	由她的循环模式而引发的困难人际关系
治疗策略	利用治疗关系来促进经验学习和修正循环模式；诠释；矫正性情感体验
治疗干预措施	修正和完善循环模式；动力学解释；移情分析；支持；关系技能和实践的指导；角色扮演和家庭治疗，以解决人际家庭模式
治疗阻碍	可能抗拒个人和团体治疗；在家庭治疗期间可能会对母亲大发脾气；难以进行自我暴露
文化性治疗	指派一名女性治疗师；文化敏感性治疗和家庭治疗
治疗预后	如果能将保护因素纳入治疗中，预后会是一般到良好

• **个案概念化说明** 卡特里娜表现出日益增多的在社交隔离、攻击性和对抗性行为及抑郁症状等方面的问题（**临床表现**），似乎是她对近期得知父亲出轨并在外面有孩子这一消息的反应（**当前诱发因素**）。在卡特里娜觉得自己受到他人侵犯或控制时，她会有报复倾向（**持续诱发因素**）。由于卡特里娜与父亲缺乏联系，对父母也缺乏信任，她会通过与权威人士和同龄人对抗的方式，来保护自己免受进一步的伤害和抛弃（**模式**）。

____

____

____

____

____

____

（**易感因素**）。由于卡特里娜不愿意寻求帮助，参与治疗的积极性不高，社交隔离，缺乏支持系统，母亲和老师会很严苛地强迫她服从，挫折承受能力低，缺乏自信沟通技能，这些因素使得卡特里娜的模式得以维持（**维持因素**）。尽管卡特里娜目前面临着各种困难，但她与姨妈和弟弟的关系非常亲密。除了家庭中的亲密关系外，卡特里娜还表示，她觉得自己有责任照顾弟弟，并尽一切可能保护他不受伤害。最后，她的优势包括她希望成为一名优秀的艺术家，她意志坚定、很聪明、有共情力和创造力（**保护因素/优势**）。

卡特里娜认同自己是异性恋者和混血儿。她认为自己既是西班牙裔美国人，又是非洲裔美国人，但她表示与这两种身份的民族和文化传统的关联都很少。她希望自己能和朋友们一样，不想因为在朋友们面前跟母亲讲西班牙语而感到自己与众不同或怪异（**文化认同**）。她的异文化适应程度中等，虽然母亲要求她在家里要讲西班牙语，但她在外面时不喜欢讲。卡特里娜母亲的异文化适应程度较低，表现在：她讲英语会有困难，几乎没有讲英语的朋友，她是第一代波多黎各裔美国人，也是非洲裔美国人，她说自己在美国生活得不开心，并打算在卡特里娜高中毕业后就搬回波多黎各（**文化应激与异文化适应**）。卡特里娜并不认为自己有抑郁症，而是觉得如果别人能少点控制欲，“少点颐指气使”，她就不会那么讨厌别人了（**文化解释**）。似乎中等程度的文化因素和中等程度的人格动力因素，都影响着她目前的问题（**文化与人格**）。

卡特里娜要想更有效地运作社会功能，她面临的挑战是提高信任他人的能力、增强安全感，以及更好地与他人建立关系（**治疗模式**）。

（**治疗目标**）。治疗的首要目标主要集中在由她的循环模式而引发的困难人际关系（**治疗重点**）。基本的治疗策略是利用治疗关系来促进新的关系体验，理解和修正适应不良模式。相关的策略包括支持、诠释和角色扮演（**治疗策略**）。

（**治疗干预措施**）。鉴于卡特里娜参与治疗的动机不高，而且她的偏执特质与其对抗行为有关，所以治疗过程中预计会遇到一些阻碍和挑战。可预见的是，鉴于她无法信任治疗师，她将会很难与治疗师讨论个人问题，而且可能经常对治疗师做出考验性行为（**治疗阻碍**）。考虑到卡特里娜的年龄和她母亲的异文化适应水平，治疗中需要涉及一些文化敏感性要素。鉴于卡特里娜的混血儿身份和她在两种文化中的个人经历，将采用文化敏感性治疗和家庭治疗。此外，由于性别动力可能是一个问题，所以为她指派一名女性治疗师可能会有所帮助（**文化性治疗**）。假如卡特里娜在治疗过程中能更多地参与进来，能利用自己的优势，并寻求姨妈的支持，那么可以判定她的预后会是一般到良好（**治疗预后**）。

技能培养练习：限时动力性心理治疗个案概念化

正如在第6章的“技能培养练习”中提到的，**你会注意到个案概念化说明的某些要素包含一些空白行。这些空白行的部分通过具体的提示，为你提供了进一步提高个案概念化技能的机会**。针对每个案例写一份简短的易感因素说明、治疗目标，以及相应的基于特定理论的治疗干预措施清单。

总结评论

本章对限时动力性心理治疗模型的个案概念化进行了描述和说明。列出了限时动力性观点的基本假设，并讨论了限时动力性评估所涉及的要素。然后，将限时动力性心理治疗个案概念化模型应用于五个案例，并对其临床构想、文化构想和治疗构想进行了说明。

第 8 章　思考题

1. 讨论区分限时动力性心理治疗个案概念化与前面章节中提到的其他方法的关键原则。
2. 描述对来访者的适应不良模式的四个方面的解释（Levenson, 2010）：自我行为、对他人的预期、他人对自我的行为，以及自我对自我的行为。
3. 解释如何进行一个限时动力性评估，以及它如何尝试包含、识别和解释第 2 条中提到的适应不良模式。
4. 对比宾德提出的问题（Binder, 2004），回答循环的适应不良模式的关键组成部分，包括互动性反移情。
5. 描述限时动力性心理治疗个案概念化模型的特征性关键要素。

参考答案

安东尼的案例

易感因素 安东尼的临床表现和模式可以根据他持续经历他人的伤害行为来理解，首先是出生时被生母抛弃的忽视；多年来在身体、情感和性方面被寄养家庭虐待；还有现在海军同僚们对他的嘲弄。他因此变得沮丧和孤立无援。他已经开始预期别人会试图控制他，伤害他，不公平地对待他。他对自己的命运感到困惑，尤其是最近意外失去了最好的朋友。他花了很多时间独自思考，反刍他所面临的残酷和不公正，但他似乎相信，他先发制人的反击是正当的和必要的，这样才能确保自己活着。

治疗目标 治疗的主要目标是培养内省力，提高人际关系问题解决技能，并鼓励矫正性的情感和人际关系体验。

治疗干预措施 治疗中将分析和处理活现的移情与反移情。角色扮演特定的困难情境将被用来提高安东尼对其适应不良模式的觉察，并促进矫正性的情感体验。其他干预措施包括动力学解释以培养内省力，指导发展关系技能并且练习这些技能。

玛丽亚的案例

易感因素 玛丽亚的临床表现可以从她对他人及文化的期望和行为过于敏感的模式来理解，她的父母和她所信仰的文化认为她应该待在家里，而朋友认为她应该独立并出去上大学，这两者之间相互冲突。由于这些相互冲突的信念和期待，她表现得好像她不在乎，但她实际上体验到内疚和抑郁，并尝试喝酒来放松和减轻她的不适。父母、男朋友和朋友经常告诉她应该做什么。父母希望她待在家里照顾他们，特别是她的母亲，而朋友们却一直鼓励她应该变得更加独立，去上大学。她相信，如果她不在家里照顾父母，父母就不会爱她。玛丽亚觉得自己做得不够好，她也会矛盾地认为：如果她离开，她就是坏女儿；如果她屈服于父母的期望，她就会让自己失望。

治疗目标　目标是提高她的自我效能感、自信和决策能力，同时减少情绪化。从限时动力性心理治疗的角度来看，治疗的主要目标是培养内省力，增强人际问题解决能力，鼓励矫正性的情感和人际关系体验。

治疗干预措施　可以用支持性的技巧来肯定她，并鼓励她更积极主动地满足她自己的需要。一种新的人际关系体验可能包括治疗师通过治疗，使玛丽亚能够自己做决定，而不是告诉她该做什么。此外，通过帮助玛丽亚增加对其关系模式的留意和洞察，来提高她对其循环模式的认识，从而帮助她找到一个更健康的模式。出现移情与反移情活现时，进行分析和处理。治疗师将利用活现来增加玛丽亚对循环模式的觉察，并促进矫正性情感体验。治疗师将通过允许玛丽亚更有效地满足自己和他人的需要，来促进矫正性的情感体验。其他干预措施将包括动力学解释以培养内省力，指导发展关系技能，然后练习这些技能。

理查德的案例

易感因素　理查德的临床表现和模式可以根据他被虐待、被贬低和利用他人的视角来理解。他以自我为中心，并期望他人满足他的个人利益，这是他的循环模式。他描述自己的父母不断地争吵，并在情感上虐待他。前妻跟他离婚，同事和朋友们都害怕他的愤怒。他过度要求别人响应他的需求，并利用别人来满足自己的需求。他认为自己能力不足，并怀疑自己的能力。

治疗目标　目标是减少愤怒，增加控制冲动的能力，也减少悲伤和焦虑。从限时动力性心理治疗的角度来看，治疗的主要目标是培养内省力，提高解决人际关系问题的技能，并促进矫正性的情感和人际关系体验。

治疗干预措施　可以用支持性的技巧来肯定他，鼓励他在与他人交往时更加尊重他人。探索他的关系模式、治疗中的行为和动力学解释，以促进他对循环模式的内省，这是改变的首要议题。治疗关系将被用于促进矫正理查德的情感体验。指导和角色扮演将被用来提高他的共情能力和更敏感地回应他人的能力。

卡特里娜的案例

易感因素　卡特里娜的自我行为包括：对同伴和老师的攻击性，感到悲伤，以及对他人的意图感到害怕。他人对自我的行为是：父亲是挑剔和无法触及的，而母亲总是忙于工作并对她很控制。老师因为她有攻击性行为并与同学打架，因而对她严格要求。她预期别人会控制、忽视、抛弃或

	伤害她。她内摄了自我怀疑和认为自己不够好的想法。
治疗目标	治疗目标包括减少抑郁症状，管理愤怒，增加其自信和交友技能，以及减少对立行为。从限时动力性心理治疗的角度来看，治疗的主要目标是培养内省力，提高解决人际问题的技能，并鼓励矫正性的情感和人际关系体验。
治疗干预措施	可以用支持性的技巧来肯定她，并鼓励她与他人建立安全的关系。出现移情与反移情活现时，进行分析和处理。角色扮演特定的困难情境将被用来提高卡特里娜对其适应不良模式的觉察，并促进矫正性的情感体验。其他干预措施将包括动力学解释以培养内省力，指导发展关系技能，然后练习这些技能。家庭治疗将用于解决卡特里娜和朱莉娅之间的关系模式，并帮助他们更好地交流彼此的需求和感受。

参考文献

[1] Binder, J. L. (2004). *Key competencies in brief dynamic psychotherapy: Clinical practice beyond the manual*. New York, NY: Guilford Press.

[2] Binder, J. L., & Betan, E. J. (2013). *Core competencies in brief dynamic psychotherapy: Becoming a highly effective and competent brief dynamic psychotherapist*. New York, NY: Guilford Press.

[3] Butler, S. F., & Binder, J. L. (1987). Cyclical psychodynamics and the triangle of insight. *Psychiatry*, *50*(3), 218 - 231.

[4] Butler, S. F., Strupp, H. H., & Binder, J. L. (1993). Time-limited dynamic psychotherapy. In S. Budman, M. Hoyt & S. Friedman (Eds.), *The first session in brief therapy* (pp. 87 - 110). New York, NY: Guilford Press.

[5] Levenson, H. (1995). *Time-limited dynamic psychotherapy*. New York: Basic Books.

[6] Levenson, H. (2010). *Brief dynamic therapy*. Washington, DC: American Psychological Association.

[7] Levenson, H. (2017). *Brief dynamic therapy* (2nd ed.). Washington, DC: American Psychological Association.

[8] Levenson, H., & Strupp, H. H. (2007). Cyclical maladaptive patterns: Case formulation in time-limited dynamic psychotherapy. In T. D. Eells (Ed.), *Handbook of psychotherapy case formulation* (pp. 164 - 197). New York, NY: Guilford Press.

[9] Strupp, H., & Binder, J. (1984). *Psychotherapy in a new key: A guide to time-limited dynamic psychotherapy*. New York, NY: Basic Books.

第 9 章

阿德勒疗法个案概念化

阿德勒疗法非常适合当今的临床实践，因为它的理论和实践兼容了当代的诸多治疗方法（Ansbacher & Ansbacher，1956）。这些方法包括认知行为、人际关系导向的动力学、系统式、人本主义和体验式的治疗方法。值得注意的是，许多阿德勒疗法的基本原则已经影响，甚至超前于本书中所涵盖的其他治疗方法（Corey，2017）。本章从讨论阿德勒疗法的观点开始。然后，将阐述阿德勒疗法评估，并确定需要被评估的特征性因素。最后，通过为第 1 章中提到的五个临床案例进行阿德勒疗法个案概念化来阐释该方法。

阿德勒疗法视角

阿德勒疗法基本结构包括生活方式、归属感、出生顺序、家庭系统排列、私人逻辑、社交兴趣、生活方式信念和基本错误。阿德勒疗法的观点假设，人类的基本动机是为了获得归属感和发展社交兴趣，即为他人福祉做出贡献的意愿。其认为，个体发展受到家庭系统排列的影响，也就是家庭动力，即个体找到一种归属感和自我价值感，以及出生顺序，即在家庭中的心理地位。个体创造自己对生活事件的解释，而这种解释源自其独特的主观私人逻辑，同时形成了他们的生活方式，也就是指导其认知和行动的认知地图。他们的生活方式包含了对自我观、世界观的个性化信念，反映了他们的生活叙事。阿德勒疗法认为，高水平的社交兴趣是心理健康和幸福感的体现（Ansbacher & Ansbacher，1956）。最近的研究表明，幸福感与社会兴趣密切相关（Sperry，2011）。问题可以被理解为个体对群体或社区没有归属感，或者他们有的是不健康的归属方式。

精神病理学被视为个体“编排”症状的方式，作为这些症状是未能完成“生活任务”（如人的责任感）和安全维护自尊的借口。精神病理学认为，挫折表现在来访者错误的生活方式信念上，如违背社交兴趣的信念，并被总结为基本错误（Sperry，2015）。在认知治疗中，生活方式的信念被称为图式。

阿德勒疗法的观点是乐观的，它关注有价值的事物、优势和健康，而不是惹麻烦的事物、缺陷和病理（Carlson & Englar-Carlson，2018）。这种治疗关系以相互尊重和平等为特征。来访者和治疗师是在治疗中一起努力的合作伙伴，其中来访者有望在变化过程中发挥积极作用。接下来的两部分描述了阿德勒疗法评估和阿德勒疗法个案概念化方法。

阿德勒疗法评估

阿德勒疗法评估强调相关的阿德勒疗法因素，为诊断评估补充了额外的信息，并促进了阿德勒疗法特征性的临床和治疗构想。评估侧重于现状和诱发因素，即生活方式分析。这种评估包括收集关于来访者的家庭系统排列和早年成长经历的信息，包括早期回忆。这些信息将帮助治疗师采集来访者个人独特的生活方式信念。阿德勒疗法还提出了三个所有人都在努力完成的生活任务：爱、友谊和工作（Ansbacher & Ansbacher，1956）。评估集中于来访者成功或未成功完成这些生活任务的程度。了解来访者的生活方式，可以让治疗师帮助来访者更好地理解他们的基本信念和观点，并知晓这些如何影响他们的生活方式和行为。

以下基本结构是阿德勒疗法需要评估的。从这些信息推论，可以构想成一个全面的个案概念化。

- **家庭系统排列** 家庭系统排列包括来访者与其他家庭成员的关系、心理意义上的出生顺序、家庭价值观，以及来访者在家庭中找到归属感的方式。

可以引出家族系统排列的有用问题有：

（1）在你家里成长会是什么感觉？

（2）作为家里最大的（最小的、中间的或唯一的）孩子，你有什么感觉？

（3）描述一下你和父母之间的关系。你最喜欢谁？在兄弟姐妹中，谁最为母亲喜欢？谁是父亲的最爱？

（4）描述一下你父母之间的关系。谁负责养家糊口？重大决定一般是谁做？他们是如何解决问题的？是否存在冲突？他们公开表达情感吗？谁比较严厉？当你受伤或害怕时，你会去谁那里？

（5）家庭价值观是什么？当长大后，你被期望要做什么（或成为什么样的人）？

(6) 你怎样描述你和兄弟姐妹之间的关系呢？谁的成绩最好？谁最爱好运动？谁朋友最多？谁最容易惹上麻烦？他们现在过得怎样？

• **早期回忆** 早期回忆是一种投射技巧，用来确定来访者的自我观、他人观、世界观，以及他或她应对他人和生活挑战的整体策略。早期回忆也反映了来访者的社交兴趣水平，对生活任务的投入，以及生活方式信念。

以下是一种唤起早期回忆的方法：

(1)“回想一下你早年（如 9 岁）时的生活状况，告诉我，你的第一印象。它应该是你自己回忆起的一次经历，而不是有人告诉过你所发生的事情；它也不是重复的一些经历，而是单独发生过一次的事情。”

(2) 如果来访者难以确认记忆，可以询问一个难忘的生日、上学的第一天、一个特定的假期等来提示他或她。

(3) 对于每一个记忆，询问当时的年龄；引出记忆的顺序；它是如何开始和结束的；谁参与其中；每个人在做什么或说什么；记忆序列中最生动的时刻；那一刻的感受；那一刻的想法。

• **生活方式信念** 生活方式信念是从家庭系统排列、出生顺序、早期回忆及过度补偿等信息中得出的关于来访者内心世界的结论。它们代表了个体的基本模式。

以下是一个陈述的公式，可以将这些信念总结为一个模式：

(1) 我是……（自我观）

(2) 生活是……人们是……（世界观）

(3) 因此……（生活策略）

来访者的“基本错误”来源于这个公式或模式。

阿德勒疗法个案概念化

与其他基于理论和结构化的个案概念化方法一样，阿德勒疗法个案概念化方法包括临床构想、文化构想和治疗构想，强调来访者独特的生活方式和生活方式信念。阿德勒疗法的一个独有特点是关注来访者的情境模式和纵向模式（Sperry & Binensztok，2018，2019）。阿德勒疗法个案概念化帮助来访者理解他们是谁，以及他们是如何成为自己的。它还有助于提高来访者对其错误的逻辑和无用的或无益于社交的模式的觉察。文化构想提供了一种与来访者人格动力相关的文化动力的解释。治疗构想包括改变错误生活方式信念和基本错误并增加社交兴趣的计划。来自这四个组成部分的信息被总结为个案概念化，可以与来访者一起讨论。

阿德勒疗法个案概念化方法类似于本书中描述的其他四种模型，因为它们之间有共同的要素。然而，阿德勒疗法个案概念化也有其不同于其他模型的特征性要素。表 9.1 列出并描述了这 5 个特征性要素。

表 9.1 阿德勒疗法个案概念化的特征性要素

要素	描述
易感因素	家庭系统排列：尤其是出生顺序和家庭环境 生活方式信念：尤其是早期回忆、自我观和世界观
治疗目标	增加社交活动兴趣和建设性的行动
治疗重点	由错误的信念和挫败感而引发或加剧的困境

（续表）

要素	描述
治疗策略	基本治疗策略：培养社交兴趣和采取建设性行动 常见策略：支持、认知重构、解释
治疗干预措施	生活方式评估；早期回忆分析；鼓励；使用隐喻、故事、幽默；“扮演”法；建设性的行动；悖论

阿德勒疗法个案概念化：五个案例

下面以阿德勒疗法个案概念化的建构过程来阐释五个案例。在介绍每个案例的背景信息之后都有一段评估内容，列出了与此模型密切相关的关键信息。然后，表格中总结了针对每一个案例的诊断构想、临床构想和文化构想（在第 2 章和第 3 章中讨论的）中的 10 个要素，以及治疗构想（在第 4 章中讨论的）中的 8 个要素。最后，对这些信息进行整合形成个案概念化说明：第一段报告诊断和临床构想，第二段报告文化构想，第三段报告治疗构想。

格里的案例

格里是一名 35 岁的非洲裔美国女性，担任行政助理。她单身独居，当出现抑郁和社交隔离症状 3 周后，公司的人力资源主管将她推荐到医院接受评估和治疗。她的缺勤促成了这次的推荐就诊。她报告说，小时候，当受到家人与同龄人的批评和嘲笑时，她会选择将自己与他人隔离开，从而避免被批评和嘲笑。她高度异文化适应，认为其抑郁是由工作压力和脑内化学物质失衡导致的。

• **阿德勒疗法评估** 除了诊断评估信息外，阿德勒疗法评估还补充了以下内容：格里在早年和现在与同龄人相处时都有困难。格里是家里最大的孩子，她有一个小她8岁的弟弟。她在心理上是“独生子”。格里报告说，在弟弟出生之前，她一直被视为父亲的最爱。小时候，她在学校时就很难与同龄人相处，而且经常遭受批评。她提到，父母一直对她不支持、苛刻和挑剔。值得注意的是，她家有三条家庭价值观：“孩子要少说、多听”“你的价值取决于你在生活中取得的成就”和“家丑不可外扬”。她最早的记忆追溯到母亲把刚出生的弟弟带回家的那天，她痛感自己被取代了，不再被父母需要。父亲却说这是他一生中最快乐的一天，格里做出的反应是跑出了家、躲到树屋里，她感到愤怒、孤独、悲伤、被拒绝，认为没有人再想要她了。另一个记忆是，她在美术课上的画作被说很糟糕，她感到伤心，觉得很受伤害。表9.2描述了诊断和阿德勒疗法评估的结果，总结了完整个案概念化的关键要素。

表9.2 个案概念化要素

要素	描述
临床表现	社交隔离和抑郁症状加剧
诱发因素	得知她正在被考虑升职和更换新主管的消息（**当前诱发因素**）；对亲密关系的需要以及对于她会受到批评、被拒绝和感到不安全的预期（**持续诱发因素**）

（续表）

要素	描述
适应不良模式	当感到不安全时，会回避他人并离开或与他人断绝联系
易感因素	**家庭系统排列**：心理上的独生子；苛刻和挑剔的父母；家庭重视成就和保密；苛刻的、批判性的、示范性的情感疏离 **生活方式信念**：我不够好、有缺陷（**自我观**）；生活是高要求的、苛刻的、武断的和不安全的（**世界观**）；因此，当感觉不安全时，回避社交关系和退缩（**生活策略**）
维持因素	羞怯、独居和全面的社交隔离使她维持着这种状态
保护因素和优势	亲密、值得信赖的朋友和知己；稳定有意义的工作；有资格获得工作便利
文化认同	中产阶级非洲裔美国人，对有限的种族联系感到矛盾
文化应激与异文化适应	高度异文化适应；无明显异文化适应应激，但家庭性别角色强化了她不够好的观念
文化解释	抑郁是由工作压力和脑内化学物质失衡导致的
文化与人格	人格动力发挥着重要作用
治疗模式	与他人建立关系的同时感到更安全
治疗目标	减轻抑郁症状和挫败感；增加社交兴趣，提高关系技能
治疗重点	由错误的信念或挫败感而引发或加剧的困境
治疗策略	培养社交兴趣和采取建设性行动；支持；解释；“扮演”法；药物治疗

（续表）

要素	描述
治疗干预措施	生活方式评估；早期回忆分析；鼓励；“扮演”法
治疗阻碍	“考验”治疗师，可能会抗拒团体治疗；过度依赖治疗师；难以结束治疗
文化性治疗	由于性别可能是一个问题，所以要分配具有支持性的女性治疗师
治疗预后	如果她社会交往和社交技能增加，并重返工作岗位，则预后良好

• **个案概念化说明** 格里表现出的社交隔离和抑郁症状加剧（**临床表现**），似乎是她对在工作中自己被领导提拔和换新主管的消息（**当前诱发因素**），以及在渴望亲密关系的同时，她对会受到他人批评、被拒绝和感到不安全的预期（**持续诱发因素**）做出的反应。她回避了大多数人际关系，在童年有过自我封闭、社交隔离的经历（**模式**）。从生活方式角度，可以理解格里目前的问题。她与家人试探性和回避性的交往方式，反映了她与其他人的交往方式。她找到了与家人建立联系的一种安全方式，这种试探性和回避性的方式可以让她不遭遇批评、不被提不合理要求。她认为自己不够好、有缺陷，并认为生活中的其他人是高要求的、挑剔的、武断的、批判的。因此，她通过回避大多数的人际关系、社交隔离和过度投身那些她认为值得信赖的关系，让她避免了被批评，并帮助她“感到安全”。她的策略是感到不安全时就回避关系或逃离，这让她感到“安全”，但付出了过高的代价：她孤独，人际关

系技能和经验都很有限，渴望一段似乎不太可能的亲密关系（**易感因素**）。此外，这种羞怯、独居、社交技能有限，强化了她的适应不良模式（**维持因素**）。格里工作多年，她能对工作尽责并投身其中，有一位信赖的关系稳定的朋友，还可以通过立法机构（如《美国残疾人法案》）寻求工作的便利，这都让她受益匪浅（**保护因素/优势**）。

格里认同自己是中产阶级非洲裔美国人，但她对非洲裔美国人社区没什么兴趣，也并未参与其中（**文化认同**）。她异文化适应程度高，父母也是如此，但她家族体系中更重视男性。这种对男性的偏心似乎强化了她是不受欢迎和不够好的观念（**文化应激与异文化适应**）。她认为自己的抑郁是由工作压力和脑内化学物质失衡导致的（**文化解释**）。未发现显著的文化性因素发挥作用。从目前的临床表现来看，格里的人格动力似乎在很大程度上发挥着作用，但也要探讨性别角色方面的议题（**文化与人格**）。

格里面临的挑战是更有效地运作社会功能，并能在与他人交往中有更多安全感（**治疗模式**）。主要治疗目标包括减少挫败感和抑郁症状，增加社交兴趣和社交联系，提高社交技能（**治疗目标**）。治疗的重点是对引发或加剧困境的错误信念予以分析（**治疗重点**）。最基本的治疗策略是培养社交兴趣和采取建设性行动。联合的治疗策略包括药物、支持和解释（**治疗策略**）。在整个治疗过程中，治疗师将以鼓励的形式提供支持，与格里接触并建立联系。将通过分析和修正格里回避的错误信念，对格里的生活方式转变或基本错误进行解释，从而让她感到安全。当格里说她真的希望自己能更自在地与邻居交谈，就鼓励她与邻居交流时表现得“好像”自在。当然，如果有需要，也可以将其转诊，进行医学评估，安排药物治疗（**治疗干预措施**）。可以预料治疗会遇到一些阻碍和挑战。鉴于她具有回避型人格结构，所以很可能会出现矛盾型阻抗。可预见的是，她将很难与治疗师讨论个人问题，会“考验”治疗师，可能会因临时改变、取消会谈或者迟到而挑起治疗师对她的批评，可能会拖延时间、回避情感，或以其他方式“考验”治疗师的可信度。一旦取得了对治疗师的信任，她很可能会对治疗师和治疗紧抓不放；因此，除非增加她在治疗之外的社会支持系统，否则可能会很难结束治疗。此外，她的回避模式可能使她很难进入并持续参与团体治疗。因此，个体治疗可以作为进入团体治疗的过渡，包括也可以与持有接纳和不评判态度的团体治疗师有一些接触。这可能会增加格里的安全感，减少她在团体情境中自我暴露的难度。另一个要考虑的因素是移情活现。考虑到她曾受父母与同龄人批评和取笑的程度，可预见的是，治疗师的任何不耐烦和言语或非言语的批评都会激活这种移情。最后，由于她对所信任的人会有依赖倾向，所以提高她的能力，让她更有信心能独立地工作，并延长最后四五次治疗之间的时间间隔，这可以减少她对结束治疗的矛盾心理（**治疗阻碍**）。鉴于格里的人格动力，文化应激似乎并未显著影响治疗进展。不过，考虑到她家庭中的性别角色、她与父亲之间的紧张关系，以及自那之后她与男性的关系发展就变得很有限，性别动力可能会影响治疗关系。因此，这些提示在治疗的初始阶段，或许应该由女性治疗师来进行个体治疗和团体治疗（**文化性治疗**）。如果格里在治疗中与治疗外，在自信心、人际关系技能和社交技能上有所提高，并重返工作岗位，那么我们可以认为其预后良好；如果不能，预后则不容乐观（**治疗预后**）。

安东尼的案例

安东尼是一名25岁左右的非洲裔美国海军海员，曾在受到轻度挑衅的情况下对他人大打出手。最近，指挥官命令他接受强制性心理咨询。他在婴儿时期被寄养，在情感、言语和身体上都受到非洲裔美国寄养家庭的忽视和虐待，尤其是养母会用种族歧视来恐吓他。15岁时，他再也无法忍受养母的虐待和暴行，与其对峙，这导致他被逐出家门、流落街头。

- **阿德勒疗法评估** 除了诊断评估信息外，阿德勒疗法评估还补充了以下内容：在家庭系统排列方面，安东尼通过取悦和满足养母的每一个虐待性要求，在家庭中找到了自己的位置。他生活在非洲裔美国家庭，在那里体验到被忽视以及情感上、言语上和身体上的虐待，又遭受养母的成年女儿性虐待。安东尼在早年和现在都与同伴交往困难。他回忆，在童年时很少有人在情感上关爱他。安东尼是这个家里三个领养的非洲裔美国男孩中间的一个。作为孩子，家庭中一个不言而喻的价值信条是："妈妈吩咐什么便做什么，否则将挨打。"因为姐姐和弟弟的年龄，他感觉自己像一个中间的孩子。他最早的回忆是在学校受到伤害和不公平对待，而后在操场上与人打了一架。另一个早期的回忆是，他受到了身体虐待，哭了好几个小时，没有人来帮助他。表9.3描述了诊断和阿德勒疗法评估的结果，总结了完整个案概念化的关键要素。

表 9.3　个案概念化要素

要素	描述
临床表现	言语和身体报复；困惑
诱发因素	发生矛盾导致与其他海员产生肢体冲突（**当前诱发因素**）；感到被同伴和权威人士不公平对待（**持续诱发因素**）
适应不良模式	反击并有条件地与他人建立联系
易感因素	**家庭系统排列**：收养家庭的中间孩子；被养母及其成年女儿虐待；几乎没有任何人对其关爱和投入感情 **生活方式信念**：我有缺陷，不可爱，但很坚强（**自我观**）；生活是不公平的和虐待的（**世界观**）；因此，报复不公正，要小心别人，不要冒险，回避亲密关系（**生活策略**）
维持因素	情绪调节能力不足；缺乏冲突解决技能
保护因素和优势	最好的朋友是能与他建立安全依恋的人；聪明，热爱阅读，兴趣广泛；有创造力；恪尽职守
文化认同	中下阶层的非洲裔美国人
文化应激与异文化适应	高度异文化适应，同时伴随着较大的文化应激
文化解释	种族贬低；白人同伴和上司的种族挑衅
文化与人格	人格和文化性因素发挥着作用
治疗模式	谨慎地与他人建立联系
治疗目标	减少挫败感；增加社交兴趣；提高建立亲密关系的能力；减少攻击性行为；寻找原生家庭
治疗重点	由错误的信念或挫败感而引发或加剧的困境

（续表）

要素	描述
治疗策略	培养社交兴趣和采取建设性行动；支持；解释
治疗干预措施	生活方式评估；早期回忆分析；鼓励，“扮演”法
治疗阻碍	与男性治疗师的移情与反移情活现；攻击性的付诸行动；依赖和理想化治疗师
文化性治疗	治疗性建构与处理寄养家庭的偏见和虐待；阅读疗法
治疗预后	良好到非常好

• **个案概念化说明**　安东尼言语和肢体上抨击他人以及对别人的意图感到困惑（**临床表现**），似乎是他面对同伴的嘲弄和挑衅做出的反应，这导致发生肢体冲突（**当前诱发因素**），并且他觉得受到同伴和权威人士的不公平对待（**持续诱发因素**）。在安东尼的生活中，他一直在寻求被人接纳，并试图弄明白自己被忽视、被虐待和被遗弃的经历，而在面临威胁或感到被不公平对待时，他通过积极反击和有条件地与他人建立联系来保护自己（**模式**）。

____

____

____

____

____

____

（**易感因素**）。他情绪调节能力不足，对反击行为进行自我辩解，以及在冲突解决技能方面存在缺陷，这些都促进并维持了这种循环模式（**维持因素**）。安东尼的治疗中也有一些保护因素和优势，包括童年最好的朋友是他唯一建立了安全依恋的对象。他很聪明，喜欢阅读，兴趣广泛，至少到近期为止他的军衔一直在定期晋升。他还会写诗，并学会了两门外语。此外，他还受益于一个充满关爱性的军事指挥和组织机构，对于他过去的攻击性行为，该机构鼓励其进行心理咨询和治疗，而不是采取惩罚性措施（**保护因素/优势**）。

安东尼认同自己是非洲裔美国人，并保持着一些种族联系（**文化认同**）。尽管他有高度异文化适应，但仍然受到相当严重的种族歧视，而他的文化性信念似乎加剧了这种歧视（**文化应激与异文化适应**）。他认为他的问题是由非洲裔美国人寄养家庭对他的种族贬低和虐待，以及白人同伴和海军上司对他的种族挑衅所导致（**文化解释**）。人格和文化因素似乎都在其中发挥作用（**文化与人格**）。

安东尼若要更有效地运作社会功能，他面临的挑战将是与他人建立联系，同时谨慎地了解和信任他们（**治疗模式**）。

____

____

____

____

____

____

（**治疗目标**）。治疗的重点将是分析由他错误信念引发或加剧的困境（**治疗重点**）。基本的治疗策略是培养社交兴趣和采取建设性行动。其他的治疗策略包括药物、支持和解释（**治疗策略**）。

____

____

（**治疗干预措施**）。可以预见，治疗中会遇到一些特定的阻碍和挑战，包括：安东尼可能很快就会把一位关心他的治疗师认同为他从未拥有过的积极的父亲般的形象和榜样。这也很可能会引起可预见的移情与反移情活现，致使他做出攻击性的付诸行动（**治疗阻碍**）。除了解决人格和人际关系问题的治疗目标外，达到有效的治疗结果还需要解决文化层面的偏见，不仅是来自白人同伴和上司的偏见，还有他经历过的黑人对黑人的偏见。作为治疗性的框架，将寄养家庭对他的偏见和虐待，归结为该家庭中世代传递的自我厌恶，从祖辈传递到他这里；然后，可以对其进行治疗处理。由于他酷爱阅读，那么阅读疗法，即分析和解释这种偏见的书籍和文章，可以成为一种有用的辅助治疗手段（**文化性治疗**）。安东尼为治疗带来了许多优势和资源，其中包括聪明、兴趣广泛又酷爱阅读、定期晋升职级（至少到最近为止）、创作诗歌，以及学习了两门外语。这些资源加上他的改变动机，表明他会有良好到非常好的预后（**治疗预后**）。

玛丽亚的案例

玛丽亚是一名 17 岁的第一代墨西哥裔美国女孩，她因情绪低落问题而被转介到心理咨询机构。她对于自己决定去上大学，而不是留在家里照顾身患绝症的母亲一事感到很矛盾。家人希望她能待在家里。她对 17 岁时离开家的姐姐感到很生气，父母坚持认为其文化“要求”姐姐要在父母年老或生病时照顾他们，而姐姐却离开了家。她的英裔朋友鼓励她去上大学，追求自己的梦想。

• **阿德勒疗法评估** 除了诊断评估信息外，阿德勒疗法评估还补充了以下内容：在家庭系统排列方面，她是心理上和顺序上的最后一个出生的孩子（兄弟姐妹中最小的），扮演着家庭的“宝贝”和“好女儿”的角色。玛丽亚和父亲关系最为亲密，也最为父亲喜爱。家庭信奉的文化价值观认为，照顾老人或有需要帮助的家庭成员是孩子的责任。玛丽亚被期望成为一名家庭照顾者，不可以去上大学。她最早的回忆之一是，当她在动物园丢失了一个对她来说非常重要的玩具时，她感到很难过，却无人理睬这一状况，并感到被忽视。她却表现得对玩具丢失毫不在意，因为姐姐当时正大发脾气，她不想因为要让父亲去找玩具而进一步激怒他。表 9.4 描述了诊断和阿德勒疗法评估的结果，总结了完整个案概念化的关键要素。

表 9.4　个案概念化要素

要素	描述
临床表现	情绪低落；困惑；尝试喝酒
诱发因素	在离家去上大学还是留下来照顾父母的问题上面临压力和冲突（**当前诱发因素**）；期望自力更生、独来独往，不然则以牺牲自己的需要为代价满足他人的需要（**持续诱发因素**）
适应不良模式	满足他人而非自己的需要
易感因素	**家庭系统排列**：扮演“宝贝”和“好女儿”的角色；父亲的最爱；以照顾老人和有需要的家庭成员为家庭价值

（续表）

要素	描述
	生活方式信念：我很好，但不够称职（**自我观**）；生活要求苛刻且不公平（**世界观**）；因此，取悦他人，把他人的需要放在首位，牺牲自己的幸福（**生活策略**）
维持因素	依赖和讨好的风格；缺乏自信；文化性期望
保护因素和优势	强烈的家庭、社会和宗教价值观；出色的学生；紧密联系和安全的文化性社区
文化认同	墨西哥裔美国工人阶级
文化应激与异文化适应	中低程度的异文化适应；应激来自对父母及文化性期望的矛盾情感
文化解释	因“缺乏信仰”导致的问题
文化与人格	人格和文化性因素发挥着作用
治疗模式	满足她自身和他人的需要
治疗目标	减少抑郁、困惑和喝酒；减少挫败感，增加社交兴趣，并在自己与他人的需要和愿望之间实现更好的平衡
治疗重点	由错误的信念或挫败感而引发或加剧的困境
治疗策略	培养社交兴趣和采取建设性行动；支持；解释
治疗干预措施	生活方式评估；早期回忆分析；鼓励，“扮演”法
治疗阻碍	可能会屈从于父母及文化性期望；取悦治疗师；治疗师可能会在不经意间倡导自主权
文化性治疗	对照料者角色和需要取悦他人的文化性期望进行处理；围绕父母文化性期望进行家庭会谈
治疗预后	一般到良好

• **个案概念化说明** 玛丽亚的抑郁症状、困惑和最近尝试喝酒（**临床表现**），似乎是她对离家上大学还是留下来照顾父母这一问题上面临的压力和冲突（**当前诱发因素**）做出的反应，以及对于要自力更生和独处还是要以牺牲自己的需要为代价来满足他人需要这一问题（**持续诱发因素**）做出的反应。这在很大程度上是因为她取悦别人，尤其是其父母，却忽视了自己的需要和梦想（**模式**）。

____

____

____

____

____

____

（**易感因素**）。直到最近，这种生活方式一直对她很有用，但她付出的代价是未能发展自己的才能和实现自己的梦想。她的低自尊和不愿让父母失望，维持了这种模式（**维持因素**）。玛丽亚带入治疗中的一些保护因素包括强烈的家庭、社会和宗教价值观，这可能会促使她确立重要的人生方向。她也非常聪明且在学校表现出色，这为其未来提供了多种发展方向。她还受益于一个紧密团结的家庭和文化性社区，在其中她可以感到安全和被支持（**保护因素/优势**）。

玛丽亚认同自己是墨西哥裔美国工人阶级的一员，她对该文化传统的参与程度中等（**文化认同**）。她的异文化适应处于中低水平，而其父母异文化适应水平则较低。由于姐姐拒绝遵守长女要满足父母的需要而非自己的需要的文化性使命，现在这个责任就落在了玛丽亚身上。玛丽亚在遵从文化性规范和期望还是遵从自己的意愿上的矛盾心理，让她很苦恼（**文化应激与异文化适应**）。她对自己问题的解释模式是，认为这是由“缺乏信仰”所导致，这种想法与她较低的异文化适应水平相一致。虽然她和家人刚来这里时受到了一些歧视，但当他们搬到一个“更安全”的墨西哥裔美国人社区时，这种歧视就不存在了（**文化解释**）。人格和文化因素似乎都在其中发挥作用。确切地说，这种助长依赖性的文化动力，即好女儿就要孝顺父母，强化了她的依赖型人格动力（**文化与人格**）。

玛丽亚若要更有效地运作社会功能，她面临的挑战将是在满足他人的需要和满足自己的需要之间取得平衡（**治疗模式**）。

____

____

____

____

____

____

（**治疗目标**）。治疗的首要目标主要集中在分析由她错误信念引发或加剧的困境（**治疗重点**）。最基本的治疗策略是培养社交兴趣和采取建设性行动。其他的治疗策略包括支持和解释（**治疗策略**）。

____

____

____

____

____

（**治疗干预措施**）。就治疗过程中可能会遇到的阻碍和挑战来说，玛丽亚很可能会试图取悦治疗师，欣然同意治疗师提出的建议和在治疗间隙布置的任务，但事后又变得内心矛盾，继而无法坚持完成。来访者也可能会屈从于父母的期望。因此，在治疗初期，治疗师或许可以做出预测性的解释，即澄清这种情况可能会发生，但这并不意味着失败，而是可以通过治疗加以处理的。最后，与依赖型来访者工作时，治疗师需要预见到自己的需求和价值观可能会成为治疗的阻碍。当来访者还没有做好充分准备的情况下，治疗师不经意间倡导并期望来访者能独立自主时，就可能出现这种情况（**治疗阻碍**）。要达到有效的治疗结果还需要处理相关的文化动力。具体来说，这可能涉及治疗性地处理她的解释模型，即缺乏信仰是她问题的来源。根据这种信念的显著性和强度，可以使用心理教育和认知辩论。鉴于她有取悦父母的需要，治疗中也要对照顾父母这种文化性期望加以处理。此外，还可以安排家庭会谈，让父母有机会反思和修正对她的文化性期望（**文化性治疗**）。除了人格和文化的影响，玛丽亚带入治疗中的资源也影响着她的预后。她聪明伶俐，学业有成，已经明确了自己的需求和职业理想。不过，考虑到她较低的异文化适应水平和依赖型人格动力，她的预后属于一般到良好的范围（**治疗预后**）。

理查德的案例

理查德是一名41岁的白人男性，他因最近离婚后感到焦虑、悲伤和愤怒来接受咨询评估。他目前独自生活，是一名机械操作员，经常出入夜总会，在那里“寻找完美女人”。在过去的6年里，他做过4份工作；在最后一份工作中，他因与一名女同事发生冲突后用拳头砸穿墙壁而被解雇。他父母都酗酒，他形容父母“总是吵架”，他是家里的独生子。

- **阿德勒疗法评估**　除了诊断评估信息外，阿德勒疗法评估还补充了以下内容：就家庭系统排列而言，理查德是酗酒父母的唯一的孩子，他形容父母“一直在打架”。父母经常让他卷入冲突中来，并经常利用他来互相报复或伤害对方。他报告说，父母很少向他提供情感价值，追忆童年大部分时间，他都感到抑郁。他现在没有朋友，但在小时候他很善于交际，因为他试图像关爱他的外祖母学习。即便后来外祖母搬走了，他仍然保持每年会和她联系几次。外祖母在一年前去世了，他表达对外祖母强烈的思念之情。在关系方面，他说自高中时起，他已经经历了数段失败的恋爱经历。他更早期的回忆之一是，他在二年级的一次拼写测验中得了A，却因炫耀自己考了班上最高分而被老师批评。他当时很生气，甚至想向老师扔东西。表9.5描述了诊断和阿德勒疗法评估的结果，总结了完整个案概念化的关键要素。

表9.5　个案概念化要素

要素	描述
临床表现	愤怒爆发、悲伤和焦虑
诱发因素	近期离婚，还因为用拳头砸穿墙壁而在最后一份工作中被解雇（**当前诱发因素**）；自我评价低、孤独或觉得别人不认为他很特别（**持续诱发因素**）
适应不良模式	抬高自我，贬低和利用他人

（续表）

要素	描述
易感因素	**家庭系统排列**：家中独子；情绪失控的酗酒父母；好交际；整个童年都感到孤独和抑郁 **生活方式信念**：我是有资格的，坚强的，但存在缺陷（**自我观**）；生活是危险的，其他人应该满足我的需要（**世界观**）；因此，抬高自己，利用他人谋取私利，反击那些不满足我需要的人（**生活策略**）
维持因素	易冲动；人际关系技能有限；无法共情
保护因素和优势	与外祖母的安全依恋；有心理韧性、有魅力、有吸引力
文化认同	中产阶级白人男性
文化应激与异文化适应	高度异文化适应；没有明显的文化应激，但在治疗过程中应注意探讨其特权感
文化解释	因虐待、缺乏关爱的父母而导致的焦虑、愤怒和悲伤
文化与人格	人格动力起作用，但应对特权感加以探讨
治疗模式	自信并尊重他人
治疗目标	减少挫败感，增加社交兴趣，减少其固有的风格，帮助其管理自己的愤怒
治疗重点	由错误的信念或挫败感而引发或加剧的困境
治疗策略	培养社交兴趣和采取建设性行动；支持；解释
治疗干预措施	生活方式评估；早期回忆分析；鼓励，“扮演”法
治疗阻碍	最小化问题行为；理想化或贬低治疗师；态度傲慢

（续表）

要素	描述
文化性治疗	治疗中没有明确的文化要素需要关注，但要解决特权感动力
治疗预后	一般

• **个案概念化说明** 理查德表现出的愤怒爆发、悲伤和焦虑（**临床表现**），似乎是他对近期的离婚事件和在最后一份工作中因为用拳头砸穿墙壁而被解雇的事情（**当前诱发因素**），以及自我评价低、孤独或觉得别人不认为他很特别（**持续诱发因素**）做出的反应。在理查德的生活中，他总是抬高自己，同时贬低和利用他人（**模式**）。

____

____

____

____

____

____

（**易感因素**）。他无法共情、冲动、无法控制自己的情绪，使得这种模式得以维持（**维持因素**）。理查德和外祖母之间的安全依恋可被视为一种保护因素，也证明他能够关心他人。理查德带给治疗的最突出的优势是有心理韧性，而且他还很有魅力和吸引力（**保护因素/优势**）。

理查德认同自己是一名中产阶级白人男性（**文化认同**）。看起来他高度异文化适应，未发现显著的文化应激（**文化应激与异文**

化适应）。他把自己目前愤怒爆发、悲伤和焦虑问题归因于虐待的、缺乏关爱的、喝酒后经常吵架的父母给他树立了坏榜样（**文化解释**）。最后，人格动力是主要因素，足以解释他目前的问题和模式，但在治疗中探讨他的特权感和特权经历将有助于治疗（**文化与人格**）。

理查德若要更有效地运作社会功能，他面临的挑战将是实现一种更具适应性的模式。在这种模式中，他可以对自己充满信心，同时尝试对他人更加尊重（**治疗模式**）。

____

____

____

____

____

____

（**治疗目标**）。治疗的重点将是分析由他错误信念引发或加剧的困境（**治疗重点**）。基本的治疗策略是培养社交兴趣和采取建设性行动。其他的治疗策略包括支持和解释（**治疗策略**）。

____

____

____

____

____

____

（**治疗干预措施**）。关于可能存在的治疗阻碍和挑战，理查德很有可能会通过责怪环境或他人来尽量最小化自己的问题行为。可以预见，至少在治疗的初始阶段，他会交替出现对治疗师的理想化或贬低。他的特权感和傲慢的态度可能会激活治疗师的反移情。此外，对于伴有自恋人格类型的来访者，他们在症状、直接冲突或应激充分缓解后中断治疗的情况并不少见，因此若治疗师认为来访者可以在继续治疗中获益，治疗师需要在治疗开始时及之后向来访者指出，在来访者潜在的适应不良模式未充分改变之前，今后将不可避免地出现类似的问题（**治疗阻碍**）。由于主要影响因素是人格动力，所以除了围绕他的特权感进行探讨之外，没有明确的文化要素需要关注（**文化性治疗**）。最后，考虑到来访者有条件的人际交往方式、多次被解雇和易冲动，所以我们认为他的预后一般（**治疗预后**）。

卡特里娜的案例

卡特里娜是一名 13 岁的混血女孩。由于她最近出现抑郁症状、学习成绩变差、在学校有对抗行为并与其他同学打架，她被辅导员转介来做心理咨询。自从卡特里娜无意中听到母亲和姨妈的谈话，发现父亲有长达 8 年的外遇之后，她在过去的 6 个月里表现出的攻击性行为和学业上的困难都越来越多。当得知父亲还有另外两个孩子时，她感到非常震惊。她还在课堂上多次与其他同学打架，经常与母亲发生冲突，在过去 6 个月里旷课了 15 天，并且学习兴趣减退。虽然她以前学习成绩很好，但她现在对曾经能让她体验到快乐的绘画和阅读等活动都明显丧失了兴趣。卡特里娜的父亲目前住在波多黎各，与家人没有任何联系。卡特里娜与母亲和弟弟住在她学校附近的一间小公寓里。她对现在局促的居住空间感到很沮丧，因为父亲一年前离开后，他们不得不从之前居住的独栋住宅里搬出来。

由于卡特里娜是未成年人，在初始访谈时，学校咨询师需要同卡特里娜及其母亲一起交谈。卡特里娜的母亲朱莉娅说，她认为卡特里娜不会和大部分人谈论她的问题，因为她不信任任何人。在初始访谈时，卡特里娜的自我暴露非常困难，大多数问题是由朱莉娅回答的，有时在卡特里娜努力要讲话时，朱莉娅会替她说话。朱莉娅说，卡特里娜的父亲非常挑剔，在卡特里娜的整个童年期，她的父亲在情感上都很疏远。卡特里娜说："我并没有真正的父亲，因为真正的父亲应该照顾家庭。"她说她已经厌倦了老师和母亲总是强迫她做不想做的事情。卡特里娜与同龄人相处有困难，并且当老师或母亲要求她服从规则或期望时，她也表现出愤怒、对抗和防御。当同龄人希望她迁就或合作时，她通常会咄咄逼人。老师形容她是对立、易怒、不合作的。她小时候几乎没有什么朋友，但现在有一个她信任的亲密朋友。

• **阿德勒疗法评估** 除了诊断评估信息外，阿德勒疗法评估还补充了以下内容：就家庭系统排列而言，她是家中最大的孩子，有一个弟弟。她报告说，她与父母情感较淡，因为他们经常工作，没有时间和精力与她交谈。当被问及人际关系时，她说每个人都试图控制她。她描述母亲有强烈的控制欲，无法给予支持，并且忙忙碌碌；她说父亲像个骗子，也是控制欲很强，不参与家庭生活。她描述了人们利用她、忽视她或试图控制她的经历。初始访谈中，卡特里娜说她不信任任何人，如果治疗师是要告诉她该怎么做的话，她便没兴趣再参加咨询访谈。她较早期的一个回忆是，母亲在晚餐与朋友打电话的同时，还硬逼卡特里娜把胡萝卜吃完。她记得她对着母亲大喊大叫，感到悲伤和愤怒。她还说，这段记忆提醒她，母亲一直希望卡特里娜遵守她的规定。表9.6描述了诊断和阿德勒疗法评估的结果，总结了完整个案概念化的关键要素。

表9.6 个案概念化要素

要素	描述
临床表现	抑郁症状、攻击行为和社交隔离
诱发因素	得知父亲不忠且在外面有孩子（**当前诱发因素**）；感到自己受他人侵犯或控制时就会进行报复（**持续诱发因素**）
适应不良模式	通过对抗权威人物和同龄人，来保护自己免受潜在的伤害和拒绝
易感因素	**家庭系统排列**：两个孩子中最大的一个；疏忽和挑剔的父母；父母强迫服从和体罚 **生活方式信念**：我不够好、不可爱（**自我观**）；生活是不公平的和虐待性的（**世界观**）；因此，反对那些试图控制自己的人，要对他人保持警惕，并避免亲密的关系（**生活策略**）
维持因素	社交隔离，缺乏支持系统；母亲和老师刻板地强迫她服从；挫折承受能力差；缺乏自信沟通技能
保护因素和优势	与姨妈和弟弟关系紧密；聪明、有创造力、有心理韧性
文化认同	西班牙裔美国人和非洲裔美国人；低收入阶层
文化应激与异文化适应	低至中等程度的异文化适应水平和文化应激
文化解释	否认有抑郁症；认为如果老师和母亲不那么控制她，她会感觉好些

（续表）

要素	描述
文化与人格	人格动力和文化动力都发挥着作用
治疗模式	增强安全感和与他人建立关系的能力
治疗目标	减少抑郁症状和攻击性行为；减少挫败感，增加社交活动兴趣
治疗重点	由错误的信念或挫败感而引发或加剧的困境
治疗策略	培养社交兴趣和采取建设性行动；支持；解释
治疗干预措施	生活方式评估；早期回忆分析；鼓励，“扮演”法
治疗阻碍	可能抗拒个人和团体治疗；在家庭治疗期间可能会对母亲大发脾气；难以进行自我暴露
文化性治疗	指派一名女性治疗师；文化敏感性治疗和家庭治疗
治疗预后	如果能将保护因素纳入治疗中，预后会是一般到良好

• **个案概念化说明**　卡特里娜表现出日益增多的在社交隔离、攻击性和对抗性行为及抑郁症状等方面的问题（**临床表现**），似乎是她对近期得知父亲出轨并在外面有孩子这一消息的反应（**当前诱发因素**）。在卡特里娜觉得自己受到他人侵犯或控制时，她会有报复倾向（**持续诱发因素**）。由于卡特里娜与父亲缺乏联系，对父母也缺乏信任，她会通过与权威人士和同龄人对抗的方式，来保护自己免受进一步的伤害和抛弃（**模式**）。

（**易感因素**）。由于卡特里娜不愿意寻求帮助，参与治疗的积极性不高，社交隔离，缺乏支持系统，母亲和老师会很严苛地强迫她服从，挫折承受能力低，缺乏自信沟通技能，这些因素使得卡特里娜的模式得以维持（**维持因素**）。尽管卡特里娜目前面临着各种困难，但她与姨妈和弟弟的关系非常亲密。除了家庭中的亲密关系外，卡特里娜还表示，她觉得自己有责任照顾弟弟，并尽一切可能保护他不受伤害。最后，她的优势包括她希望成为一名优秀的艺术家，她意志坚定、很聪明、有共情力和创造力（**保护因素/优势**）。

卡特里娜认同自己是异性恋者和混血儿。她认为自己既是西班牙裔美国人，又是非洲裔美国人，但她表示与这两种身份的民族和文化传统的关联都很少。她希望自己能和朋友们一样，不想因为在朋友们面前跟母亲讲西班牙语而感到自己与众不同或怪异（**文化身份**）。她的异文化适应程度中等，虽然母亲要求她在家里要讲西班牙语，但她在外面时不喜欢讲。卡特里娜母亲的异文化适应程度较低，表现在：她讲英语会有困难，几乎没有讲英语的朋友，她是第一代波多黎各裔美国人，也是非洲裔美国人，她说自己在美国生活得不开心，并打算在卡特里娜高中毕业后就搬回波多黎各（**文化应激与异文化适应**）。卡特里娜并不认为自己有抑郁症，而是觉得如果别人能少点控制欲，“少点颐指气使”，她就不会那么讨厌别人了（**文化解释**）。似乎中等程度的文化因素和中等程度的人格动力因素，都影响着她目前的问题（**文化与人格**）。

卡特里娜要想更有效地运作社会功能，她面临的挑战是提高信任他人的能力、增强安全感，以及更好地与他人建立关系（**治疗模式**）。

____

____

____

____

____

____

（**治疗目标**）。治疗主要集中在解决由卡特里娜的错误信念引发或加剧的困境（**治疗重点**）。基本的治疗策略是培养社交兴趣和采取建设性行动。另外的治疗策略包括支持和解释（**治疗策略**）。

____

____

____

____

____

____

（**治疗干预措施**）。鉴于卡特里娜参与治疗的动机不高，而且她的偏执特质与其对抗行为有关，所以治疗过程中预计会遇到一些阻碍和挑战。可预见的是，鉴于她无法信任治疗师，她将会很难与治疗师讨论个人问题，而且可能经常对治疗师做出考验性行为（**治疗阻碍**）。考虑到卡特里娜的年龄和她母亲的异文化适应水平，治疗中需要涉及一些文化敏感性要素。鉴于卡特里娜的混血儿身份和她在两种文化中的个人经历，将采用文化敏感性治疗和家庭治疗。此外，由于性别动力可能是一个问题，所以为她指派一名女性治疗师可能会有所帮助（**文化性治疗**）。假如卡特里娜在治疗过程中能更多地参与进来，能利用自己的优势，并寻求姨妈的支持，那么可以判定她的预后会是一般到良好（**治疗预后**）。

技能培养练习：阿德勒疗法个案概念化

正如在第6章的“技能培养练习”中提到的，**你会注意到个案概念化说明的某些要素包含一些空白行。这些空白行的部分通过具体的提示，为你提供了进一步提高个案概念化技能的机会**。针对每个案例写一份简短的易感因素说明、治疗目标，以及相应的基于特定理论的治疗干预措施清单。

总结评论

本章描述并说明了个案概念化的阿德勒疗法模型。列出了阿德勒疗法视角的基本前提，并讨论了阿德勒疗法评估所涉及的要素。然后，将阿德勒疗法个案概念化模型应用于五个案例，并对其临床构想、文化构想和治疗构想进行说明。

第9章 思考题

1. 讨论了阿德勒疗法个案概念化的基本概念和历史影响。
2. 阿德勒疗法评估的主要原则，它与个案概念化的关系，以及这些原则与前面章节中提出的其他方法有何区别。

3. 探讨家庭系统排列相关的问题，并讨论其如何影响阿德勒疗法个案概念化的形成。
4. 解释早期回忆的重要性，并阐明如何选择这些回忆，以及在个案概念化的哪些部分应该包括这些回忆。
5. 讨论阿德勒疗法个案概念化的特征性元素，以及这些元素如何影响并形成个案概念化的关键元素。

参考答案

安东尼的案例

易感因素　安东尼的反应可以被理解为他用攻击和冲动的方式来保护自己，使自己避免受伤害、被武断评判、被拒绝，以及遭遇在生母和寄养家庭中都经历过的丧失。他说小时候没有人关爱和同情他。他在寄养家庭找到了自己的位置，一开始先是恐惧和屈从，后来又通过反击来保护自己。他认为自己有缺陷、不可爱但坚强，他认为他人是虐待的、不公平的。他猛烈抨击那些不公正的行为，对他人保持警惕，很少冒险，并避免接近他人。他早期的回忆涉及遭受伤害、被他人伤害和被不公平对待，觉得这个世界充满了挑战和危险。

治疗目标 治疗的目标是帮助他控制自己的愤怒，提高控制冲动的能力，掌握积极的应对技能，并帮助他找到且重新与家人建立联系。从阿德勒疗法的角度来看，治疗目标还包括减少挫败感，增加社交兴趣和社会关系，以及提高关系技能。

治疗干预措施 干预措施将包括帮助他采取有建设性的行为，运用鼓励来促进更积极的评价。志愿服务活动将被用作一种提高社交兴趣的干预措施，可以帮助他体验到自己是对他人有用的，能够在保持谨慎的同时增加他与他人建立关系的能力。解释将被用来处理他的基本错误，特别是在面对不公正而要进行报复和避免亲密关系时。由于安东尼表示，他希望自己能以冷静的态度应对冲突，所以可以使用“扮演”法，鼓励他在冲突期间表现得“好像”冷静。

玛丽亚的案例

易感因素 考虑到玛丽亚的生活方式，她现在的问题和模式便可以理解了。她取悦他人和无主见的程度，使得她更加觉得别人的需要必须得到满足，而不是满足她自己的需要和愿望，她的生活是失败的，她将浪费她的潜力。目前的情况反映了她一生的模式，她扮演了“好女儿”的角色，不像姐姐那样对抗家庭和文化性期望。玛丽亚是心理上最小的孩子，她通过善良和不假思索地取悦父母，在家中找到了一席之地，所以她和蔼、亲切、讨人喜欢。她认为自己很好，但不够称职；她认为别人要求苛刻，还依赖她。她的早期回忆包括一种消极的自我观，她给予别人依赖，取悦他人，以及寻求认可。

治疗目标 治疗的目标是减少其情绪低落、困惑和喝酒。从阿德勒疗法的角度来看，治疗目标还包括减少挫败感，增加社交兴趣和社会关系，以及提高关系技能。

治疗干预措施 治疗师将提供支持，特别是鼓励她考虑如何照顾父母的同时遵循自己的梦想。合作探寻她的生活方式，可以提高玛丽亚的自我认知，并帮助她检视自己行为的有用性。通过分析和修正错误信念，可以处理她的基本错误信念，即把别人的需要放在第一位而牺牲自己的幸福。玛丽亚表示希望能更舒服地自己做决定，所以可以鼓励她表现得“好像”她能很自在地做决定。

理查德的案例

易感因素 鉴于理查德的成长经历和生活方式，他的反应和模式是可以理解的。作为酗酒父母的独生子，他看到父母经常吵架，有时他也被迫卷入其中。通过表现得有攻击性、自命不凡，但同时也善于交际，理查德在家庭中找到了自己的位置。他认为自己很有资格，很强壮，但多少有缺陷。这个世界被视为是危险的和不可预测的，他认为其他人是要满足其需求的，但他们可能有所保留。因此，他抬高自己，贬低和利用他人，反击那些不满足他期望的人。他的早期回忆包括自以为是的自我观，认为他人应满足他的需求，但同时又觉得他人有害且不可靠，以及事情总是发展出负面的结果。

治疗目标 治疗的目标包括提高他控制愤怒和冲动的能力，减少悲伤和焦虑。从阿德勒疗法的角度来看，治疗目标还包括减少挫败感，增加社交兴趣和社会关系，以及提高关系技能。

治疗干预措施　理查德将被鼓励去体验完整和有效能感的感觉，并与他人更友好地相处。解释将被用来处理他的基本错误信念，特别是通过分析和修正错误的认知，尤其是他那种自以为是且有缺陷的自我观，以及抬高自己而贬低和利用他人的行为模式。提高社交兴趣的干预措施，将被用来帮助理查德体验自己对他人是有帮助的，并提高他共情他人的能力。当理查德说他希望感觉不那么沮丧，打算周末出去时，就要鼓励他可以表现得“好像”感觉良好并外出去活动。

卡特里娜的案例

易感因素　简而言之，卡特里娜的模式可以被理解为她缺乏对父亲的信任。此外，她被父亲拒绝的逻辑似乎影响了她的生活方式信念，即不信任和对他人意图的偏执。卡特里娜是两个孩子中最大的一个，母亲形容她是“一个意志坚强的孩子”。她在家庭系统中的角色是作为一个被认可的孩子，充当弟弟的“父母”。她认为自己不称职、不可爱，认为别人能控制自己，不支持她。她的生活方式信念是反对那些试图控制她的人，警惕他人，避免亲密关系。她不良行为的目标是报复，当感受到威胁或其他人试图控制她时，她会对他人进行报复。她表现出低水平的社交兴趣和社区归属感，因为她在生活中几乎没有朋友或积极的人际关系。

治疗目标　治疗目标包括减少抑郁症状，管理愤怒，增加自信和交

	友技能，以及减少她的对立行为。从阿德勒疗法的角度来看，治疗目标还包括减少挫败感，增加社交兴趣和社会关系，以及提高关系技能。
治疗干预措施	治疗师将以鼓励的形式提供支持，在整个治疗过程中与卡特里娜接触并建立联系。分析和修正生活方式信念或基本错误信念，即认为他人是控制性的、不安全的，以及会带来伤害的。在治疗中，将会给她安排提高社交兴趣的家庭作业，并让她参与为他人服务的行动中。

参考文献

[1] Ansbacher, H. L., & Ansbacher, R. R. (Eds.). (1956). *The individual psychology of Alfred Adler*. New York, NY: Harper & Row.

[2] Carlson, J., & Englar-Carlson, M. (2018). *Adlerian psychotherapy*. Washington, DC: American Psychological Association.

[3] Corey, G. (2017). *Theory and practice of counseling and psychotherapy* (10th ed.). Boston, MA: Cengage Learning.

[4] Sperry, J. (2011). *The relationship of self-transcendence, social interest, and spirituality to well-being in HIV-AIDS adults.* Retrieved from Dissertations and Theses database. (UMI No. 3320105).

[5] Sperry, L. (2015). Diagnosis, case conceptualization, and treatment. In L. Sperry, J. Carlson, J. D. Sauerheber & J. Sperry (Eds.), *Psychopathology and psychotherapy* (3rd ed., pp. 36 – 50). New York, NY: Routledge.

[6] Sperry, L., & Binensztok, V. (2018). Adlerian pattern focused therapy: A treatment manual. *The Journal of Individual Psychology*, 74(3), 309 – 348.

[7] Sperry, L., & Binensztok, V. (2019). *Learning and practicing Adlerian therapy*. San Diego, CA: Cognella Academic Publishing.

第 10 章

接纳与承诺疗法个案概念化*

介绍

接纳与承诺疗法（ACT；发音为“act”行动）是著名的“第三次浪潮”行为治疗之一。它也正在逐渐成为经过最严格研究的循证治疗方法之一，可用于治疗多种心理困难（American Psychological Association，n.d.）。本章首先概述了 ACT 的观点，包括理论基础、评估、精神病理学及精神健康的理论。此外，还描述了该方法独特的临床构想、文化构想和治疗构想。最后，提出了五个临床案例的 ACT 个案概念化。

ACT 视角

ACT 被归为“第三次浪潮”行为治疗，最初被称为“综合解

* 本章是由赫拉尔多・A.卡斯特莱罗（Gerardo A. Casteleiro）合著的。

离疗法”（Hayes，1981），指的是在个体与不想要的、不舒服的个人体验之间创造“距离”的过程。ACT 也植根于传统的行为分析（Hayes，Strosahl，& Wilson，2012）。许多人认为 ACT 比其他第三次浪潮的方法更倾向于行为。虽然有些人认为这是一种“激进的行为”方法，但“‘激进行为主义’并不是一个适合概括 ACT 的术语”（Hayes，2004，p. 646）。“激进行为主义者”的观点会强烈主张一种外在主义立场，即人类行为的研究和控制的焦点在于触发人类反应的刺激因素；ACT 却并不如此。情境和个体对环境的影响力，被认为对理解人类行为具有同等重要性。ACT 是一种综合的方法；它强调接纳，关注当下（即正念）的过程，强调治疗关系，包括改变的动力（Hayes et al.，2011）。

基于功能语境主义的哲学理论，ACT 将心理事件定义为有机体与环境之间的互动，这些互动是由历史和情境定义的（Biglan & Hayes，1996；Hayes，Hayes，& Reese，1988）。功能语境主义关注行为在语境中的功能。它还强调了一个实用的真理标准和应用它的具体科学目标（Hayes，2004）。从本质上讲，功能语境主义认为，如果某件事有效，它就是“真实的”（Hayes et al.，1988），这有助于消除对“激进”行为主义的误解。

ACT 的观点也挑战了关于人类心理痛苦的“疾病”和“病态”假设。它将人类痛苦概念化为一种需要接受和体验的挑战，而不是一种需要避免的负担。ACT 渊源于关系框架理论，这是一种后斯金纳主义的语言和认知方法，它解决了个人与其想法之间纠缠的危险（即融合），以及避免体验困难的本能（即回避）。它认为“正常”的概念具有内在的破坏性，会导致个人因对痛苦的解释而感到痛苦和缺陷（即“痛苦是‘糟糕的’”）。与更紧密结合医学模式的第二次浪潮的行为治疗不同，在 ACT 里，症状减轻（首要目标）并没有被置于优先地位。相反，ACT 鼓励个体做出符合人生价值方向的决定，充满生机活力和自由（Hayes et al.，2012；Wilson & DuFrene，2009）。

然而，考虑到个人的好恶之分，喜欢感受良好的情绪，感受接纳痛苦的情绪并不是一件容易的事。因此，ACT 治疗通常从沉浸在“创造性无望”中开始，以此引导来访者放弃控制情绪或经验（Luoma，Hayes，& Walser，2017）。

关系框架理论揭示了人类语言和认知中典型的、由进化驱动的“陷阱”。它指向了回避和融合、不明确的价值观、持续的无为或疏离、僵化的自我概念，以及对过去或未来观念的执着所带来的风险（Villatte，Villatte，& Hayes，2016）。这些范畴化过程构成了心理僵化的三个“支柱”（即封闭、盲目和疏离），这构成了来自 ACT 视角对人类苦难的理论。与之相反，心理灵活性由开放、觉察和参与组成，包含了构成 ACT 健康理论的六个过程。下文将对这些过程进行定义和讨论，因为它们对评估和治疗至关重要。

ACT 评估和治疗

ACT 中的评估涉及对六个 ACT 过程的系统性探索，这些过程组成三个明确的支柱。认知解离和接纳过程，组成了开放性支柱。这两个过程评估了个体转向自己经验的能力，而不是离开、拒绝或回避它。认知融合，被定义为“一种通过语言事件对响应施加强烈刺激控制的过程，排除其他情境变量”（Hayes et al.，2012，p. 69）。例如，一个受苦的人可能会认为“我度过了一生中最糟糕的一天”。对融合的评估，探索了个体与这种想法的“紧密程度”，从将想法视为想法（解离）到强烈地将想法视为字面上的真理（融合）。而其他认知行为方法可能通过辩论或检验证据来针对想法的内容，解离则着眼于想法与个体之间的关系和距离。削弱认知融合的过程，已被确立为ACT的关键组成部分（Hayes et al., 2012）。该过程提供了让个体可以把想法视为其思想产物的工具。

（1）“这个想法离你有多近？”（引出想法和个体之间的距离）

（2）“这想法有多大用？”（探测来访者衡量可用性的能力）

（3）“你能注意到是谁在这么说的吗？”（激发个人注意到自己想法的能力）

接纳是构成心理灵活性的开放性支柱的另一半。接纳被定义为“对经验的各个方面采取开放、接纳、不评判的态度”（Wilson & DuFrene，2009，p. 46），接纳过程与经验性回避相对。回避是造成许多心理困扰的常见原因。将人类的痛苦丑化和排斥为“适应不良”，这本身便燃起了回避之火。例如，在焦虑等情况下，来访者会对自己的感受进行谴责。紧张和担忧可以被视为“坏的”，通过远离社交、分心或通过物质使用使人麻木来避免紧张和担忧。因此，回避策略会导致不利的结果，如孤立和拖延。

接纳是一个通过意愿来对抗回避的过程。评估来访者回避的“可行性”。该调查旨在评估来访者的回避行为是否导向了有利的结果，引导来访者走向他们想要的生活。当来访者认可其回避的不可行性时，他们会考虑或直接接纳。

（1）“这是一个你愿意遇到的问题吗？”（探查来访者的意愿）

（2）“你觉得你一直在逃避这个吗？这持续了多久？”（评估来

访者既往的回避）

心理灵活性的觉察支柱分为正念过程和观察自我过程。这两种干预措施旨在扩大个体在环境中看待自己的灵活性，并与当下保持联系。正念被定义为与当下的灵活接触（Hayes et al., 2012）。许多心理困扰受到个体对过去或未来观念的执着的影响。例如，在抑郁症的情况下，严重的反刍通常包括思考或苦思冥想过去的事件、失败和错误。评估个体与当下保持联系的能力，在 ACT 中至关重要。此外，正念为个体提供了工具，让他们以观察者的身份体验生活。它允许个体平静地观察自己的痛苦，见证自己的艰难，消除对自己经验的评判。

（1）"你现在有什么体验？"（引出对来访者内部和外部持续经验的描述）

（2）"此刻你身体哪个部位有感觉？"（此时此地的身体感觉）

类似地，观察自我（或以己为景）评估来访者与他们概念化的自我的融合（Hayes et al., 2012）。那些有不可改变或僵化的自我认知的来访者会与这样的想法融合："我是一个失败者——我总是失败，我知道我将总是会失败。"自我是不可改变的概念，会导致其他形式的僵化反应和各种形式的心理困难。灵活的、可行的自我概念被分为三个层次。概念化的自我包含了关于个人故事的所有信息，这也被称为"自我即内容"。个人的历史构成了故事，"事实"可以被视为字面上的和不可改变的。与这个层次融合在一起的个人将自己视为自己的故事。"自我即过程"是另一个层次，它允许来访者拥有局外人的视角并见证他们的经历。这种持续的意识可以为个体提供足够的距离来进行行为实验。最后一个层次是“观察自我”，也就是注意到过程的自我。这种水平的意识允许个体注意到自己是其经历的“容器”。由于与自己的故事有足够的距离，个体通常会体验到更多的自由来参与更广泛的行为活动。

(1)“你作为一个人会怎么描述自己呢？这个描述多大程度定义了你？”(评估与概念化自我的融合)

(2)“关于你自己，有没有一个特定的故事限制了你的能力或生活方式？”(引出生活故事及其对来访者行为的限制)

参与是心理灵活性的最后支柱。它由承诺行动和价值观组成。价值观是“自由选择的、通过语言构建的持续、动态、不断演变的活动模式的结果，这些模式为参与有价值的行为模式本身所固有的活动，建立了主要的强化因素”(Wilson，2009，p. 66)。所有的ACT过程都旨在提高个体朝向其想要过的生活的能力。ACT强调从选定的价值观中推导出目标。价值观未知或不明确的人，几乎不会知道自己要去的方向是哪里，通常会最终走到哪儿就到哪儿。阐明ACT中的价值观，为个体的生活和治疗努力确定了方向。

(1)“你想过什么样的生活呢？你想成为一个什么样的人呢？”(引出生活方向，倾听对来访者而言最重要的事情)

(2)“你觉得生活中有什么是有意义的？”(探索活力、脆弱、选择和对当前的方向)

(3)“是什么阻碍了你确定一个人生方向？”(评估自由选择价值观的阻碍)

承诺行动是指从事有价值的行为或活动，一旦个体注意到这些行为已经偏离了这些价值，他们就会回到这些行为的过程(Hayes et al., 2012)。遵循灵活性的概念，这意味着碰撞、阻碍和失败可能出现，并且很有可能发生。对这一过程的评估探索了个体恢复的能力，以评估他们在哪里犯了错误，并重新投入基于他们价值观的行为。另一方面，缺乏承诺的行动会导致极端的拖延和冲动。这可能表明个体对自己的价值观不清楚，或者他们商定的行动不是自由选择的。

(1)“为了过上想要的生活，我们可以采取哪些步骤?”(评估参与行为实验的意愿)

(2)“我们现在最迫切需要关注的是什么?”(引出目标，并倾听当前或其他 ACT 过程中的困难)

ACT 个案概念化

如前所述，ACT 个案概念化将包括来自 ACT 视角的临床构想、文化构想和治疗构想。虽然个案概念化是选择干预措施和规划治疗的关键工具，但概念化本身很少与来访者分享或讨论。强调经验式学习，而不是说教式学习（Hayes et al., 2012)。临床构想旨在解释来访者由不可行的信念和行为所造成的当前的问题。文化构想解释了文化和人格的相互作用。治疗构想为干预措施提供了临床指导，可以选择这些干预措施来促进向适应模式（即有价值的生活方向）的转变。经验丰富的 ACT 治疗师和研究人员可能会注意到，“适应性”并不是一个与 ACT 一致的修饰语，因为它可能表示对特定行为或一系列行为和态度的“好坏”的判断。如有可能，可以提供与 ACT 一致的替代方案。由于本章旨在概述接纳与承诺疗法及其在整合个案概念化模型中的潜力，所以尊重该模型，并强烈鼓励读者阅读时保持灵活性。最后，ACT 个案概念化不同于其他模型的特征元素包括：易感因素、治疗目标、治疗重点、治疗策略及治疗干预措施。表 10.1 列出并描述了这 5 个特征性要素。

表 10.1　接纳与承诺疗法个案概念化的特征性要素

要素	描述
易感因素	心理僵化；封闭的、无意识的、脱节的行为或反应
治疗目标	增加心理灵活性；培养开放性、觉察和参与度
治疗重点	通过探索灵活性过程与扩展行为技能来减少持续的回避和心理僵化
治疗策略	通过减少与想法的纠缠、与当下失去联结、价值观的模糊、经验性回避，来提高心理灵活性，以培养稳定和灵活的自我认知，并鼓励承诺行动
治疗干预措施	**认知解离**：记录下想法；层次框架 **接纳**：与怪物拔河，不速之客 **正念**：溪流上的树叶，身体扫描 **视角转换（观察自我）**：指示框架；时间框架；棋盘隐喻 **价值观**：象征性身份，价值卡片排序 **承诺行动**：两列火车，在道路上前行

ACT 个案概念化：五个案例

下面提出了五个案例来说明构建 ACT 个案概念化的过程。在介绍每个案例的背景信息之后都有一段评估内容，列出了 ACT 视角的关键特征。表格中总结了针对每一个案例的诊断构想、临床构想和文化构想（在第 2 章和第 3 章中讨论的）中的 10 个要素，以及治疗构想（在第 4 章中讨论的）中的 8 个要素。最后，对这些信息进行整合形成个案概念化说明：第一段报告诊断和临床构想，第二段报告文化构想，第三段报告治疗构想。

格里的案例

格里是一名 35 岁的非洲裔美国女性，担任行政助理。她单身独居，当出现抑郁和社交隔离症状 3 周后，公司的人力资源主管将她推荐到医院接受评估和治疗。她的缺勤促成了这次的推荐就诊。格里的症状是在上司和她讲了考虑提拔她的消息后不久开始出现的。她提及小时候当受到家人和同伴的批评与嘲笑时，她会变得孤立和回避他人。

• **ACT 评估** 除了诊断评估之外，ACT 评估还提供了以下信息：格里表示，她对在新职位工作可能遭遇失败感到非常担心和紧张。她一直不停地思考这件事，无法“让这些想法从脑海中消失”。因此，她开始缺勤，避免自己有可能的失败。她说，在生活中，她一直受到蔑视和不尊重，这使她感到自己不够格、比别人差。对回避策略的评估显示，格里隔离了充满不确定性的社交环境。她表现出对日常惯例的强烈偏好，因此在过去的 16 年里，她在一个稳定不变的工作环境中取得了成功。当评估改变工作环境以及由此产生的一些情绪影响所带来的阻碍时，格里感到很困惑，她说："我不知道自己发生了什么。这并不像我。我就是什么也不想做。"当被问及理想的工作环境是什么样时，她说："我希望事情回到原来的样子。"表 10.2 描述了诊断和 ACT 评估的结果，总结了完整个案概念化的关键要素。

表 10.2　个案概念化要素

要素	描述
临床表现	社交隔离和抑郁症状加剧
诱发因素	得知她正在被考虑升职和更换新主管的消息（**当前诱发因素**）；对亲密关系的需要以及对于她会受到批评、被拒绝和感到不安全的预期（**持续诱发因素**）
适应不良模式	当感到不安全时，会回避、与他人断绝联系
易感因素	**融合**：与即将到来的困难和潜在失败的想法纠缠在一起 **回避**：紧张和焦虑等"致命"的困难经历 **僵化的注意**：表现出在识别和用语言描述情感困难方面的技能缺陷；难以集中注意力于当下 **依附于概念化的自我**：关于过去的经历如何定义和限制正在进行的生活的选择和行为的僵化信念 **脱节行为**：孤立和缺席，自信方面的潜在技能缺陷 **不清晰的价值观**：作为选择人生方向指南的原则是模糊或缺失的
维持因素	隔离和回避策略；模糊或缺失的价值观；对内在体验缺乏觉察

（续表）

要素	描述
保护因素和优势	亲密、可信任的朋友和知己；稳定而有意义的工作；有资格获得工作便利
文化认同	中产阶级非洲裔美国人；有限的种族联系
文化应激与异文化适应	高度异文化适应；无明显异文化适应应激，但家庭性别角色强化了她不够好的观念
文化解释	抑郁是由工作压力和脑内化学物质失衡导致的
文化与人格	人格动力发挥着重要作用
治疗模式	与他人建立关系的同时感到更安全
治疗目标	增加对不想要的个人经验的接纳；培养稳定的自我认知，支持灵活的社交参与；发展与工作目标一致的价值观
治疗重点	通过探索灵活性过程与扩展行为技能来减少持续的回避和心理僵化
治疗策略	通过减少与想法的纠缠、与当下失去联结、价值观的模糊性、经验性回避，来提高心理灵活性，以培养稳定和灵活的自我认知，并鼓励承诺行动
治疗干预措施	价值观卡片排序、感谢你的想法、弹出式拦截隐喻、棋盘隐喻、与怪物拔河
治疗阻碍	“考验”治疗师，可能抵触团体治疗；过度依赖治疗师；难以结束治疗
文化性治疗	由于性别可能是一个问题，所以要分配具有支持性的女性治疗师
治疗预后	如果她社会交往和社交技能增加，并重返工作岗位，则预后良好

• **个案概念化说明** 格里表现出的社交隔离和抑郁症状加剧（**临床表现**），似乎是她对工作中自己被领导提拔和换新主管的消息（**当前诱发因素**），以及在渴望亲密关系的同时，她对会受到他人批评、被拒绝和感到不安全的预期（**持续诱发因素**）做出的反应。在格里的生活中，她发现尽可能地回避他人，而只在有些时候有条件地与他人建立联系，是比较安全的；因此，她缺乏关键的社交技能，社交网络也很有限（**模式**）。她似乎与“我要失败”或“我不能做到”等想法融合在一起。因此，她内心体验到（想法/感受/记忆/感觉）的痛苦“诅咒”似乎促成了其采用回避策略，比如待在家里、与他人隔离，并可能“破坏”她被提升的机会。此外，她还表现出难以理解自己的内心体验。她说，“我不知道我身上发生了什么”，因为她似乎被她的想法带进了不可言说的状况中。她对自己是谁以及对自己的能力，持有僵化和有限的信念。她社交隔离、缺勤、自信心不足并远离社交（**易感因素**）。这些种种反应通过其使用隔离和回避策略持续存在（**维持因素**）。在多年工作经历中，她能对工作尽责并投身其中。她有一位可以信赖的朋友，还可以通过立法机构（如《美国残疾人法案》）寻求工作上的便利，这都让她受益匪浅（**保护因素/优势**）。

格里认同自己是中产阶级非洲裔美国人，但她对非洲裔美国人社区没什么兴趣，也并未参与其中（**文化认同**）。她异文化适应程度高，父母也是如此，但她家族体系中更重视男性。这种对男性的偏心似乎强化了她是不受欢迎和不够好的观念（**文化应激与异文化适应**）。她认为自己的抑郁是由工作压力和脑内化学物质失衡导致的（**文化解释**）。未发现显著的文化性因素发挥作用。从目前的临床表现来看，格里的人格动力似乎在很大程度上发挥着作用，但也要探讨性别角色方面的议题（**文化与人格**）。

格里面临的挑战将是在保持内部和人际安全的同时，投身到自己与他人互动的经验中（**治疗模式**）。治疗的一般目标是减轻抑郁症状，提高人际关系和交友技能，帮助她重返工作岗位，增加其社交网络。治疗的主要目标是增加其对不想要的个人经验的接纳，培养稳定的自我认知，支持灵活的社会参与，并发展与工作目标一致的价值观（**治疗目标**）。治疗的重点是通过探索灵活性过程与扩展行为技能，来减少持续的回避和心理僵化（**治疗重点**）。其目的是通过减少与想法的纠缠、与当下失去联结、模糊的价值观和经验性回避，培养稳定和灵活的自我认知，并鼓励采取承诺行动，来增加心理灵活性（**治疗策略**）。根据格里的评估，治疗干预措施将首先努力阐明其价值。治疗师将与格里合作完成一种价值观卡片分类，以便对她想要为自己创造的生活类型有一个更深入的理解。格里自由选择的价值观，将为以下干预措施提供指导和支持。治疗师将与格里一起进行解离练习，如“感谢你的想法”。治疗师还将指导格里制订等级框架，促发她陈述自己的想法，如“我一直认为我将永远失败”。“棋盘”的比喻将被用来培养一种更灵活的自我认知（**治疗干预措施**）。可以预料治疗会遇到一些阻碍和挑战。鉴于她具有回避型人格结构，所以很可能会出现矛盾型阻抗。可预见的是，她将很难与治疗师讨论个人问题，会“考验”治疗师，可能会因临时改变、取消会谈或者迟到而挑起治疗师对她的批评，可能会拖延时间，回避感情，或以其他方式“考验”治疗师的可信度。一旦取得了对治疗师的信任，她很可能会对治疗师和治疗紧抓不放；因此，除非增加她在治疗之外的社会支持系统，否则可能会很难结束治疗。此外，她的回避模式可能使她很难进入并持续参与团体治疗。因此，个体治疗可以作为进入团体治疗的过渡，包括也可以与持有接纳和不评判态度的团体治疗师有一些接触。这可能会增加格里的安全感，减少她在团体情境中自我暴露的难度。刺激泛化对格里是另一个要考虑的因素。考虑到她曾受父母与同龄人批评和取笑的程度，可预见的是，治疗师的任何不耐烦和言语或非言语的批评都会激活不被需要的感觉。最后，由于她对所信任的人会有依赖倾向，所以提高她的能力，让她更有信心能独立地工作，并延长最后四五次治疗之间的时间间隔，这可以减少她对结束治疗的矛盾心理（**治疗阻碍**）。鉴于格里的人格动力，文化应激似乎并未显著影响治疗进展。不过，考虑到她家庭中的性别角色、她与父亲之间的紧张关系，以及自那之后她与男性的关系发展就变得很有限，性别动力可能会影响治疗关系。因此，这些提示在治疗的初始阶段，或许应该由女性治疗师来进行个体治疗和团体治疗（**文化性治疗**）。如果格里在治疗外发展了灵活和稳定的自我认知，在人际关系技能和社交技能上有所提高，并重返工作岗位，那么我们可以认为其预后良好；如果不能，预后则不容乐观（**治疗预后**）。

安东尼的案例

安东尼是一名25岁左右的非洲裔美国海军海员，曾在受到轻度挑衅的情况下对他人大打出手。最近，指挥官命令他接受强制性心理咨询。他从婴儿时期到入伍前都是住在寄养家庭里，大多数时间是在一个虐待他的非洲裔美国人寄养家庭。

- **ACT评估** 进一步的评估提供了以下细节：由于有严重的忽视和虐待史，安东尼格外关注安全感，预计其他人会伤害或离开他。养母的斥责行为让他觉得不能信任他人。这可能形成了一种僵化的模式，即只要有最轻微的挑衅，就会猛烈对他人予以抨击。安东尼表示："这就是我必须做的，我不会让别人随意践踏我。"他还透露，当养母骂他或打他时，他感到虚弱无力。安东尼的情绪控制目标是永远不要让自己感到不如别人。他说，"我永远不会让别人欺负我或对我有任何不满"，这表示他以一种固执的方式定义自我认知。从失去父母、失去最好的朋友和童年遭受的性虐待经历中，他得出了关于自己价值的规则，而所有这些都有待进一步探索。安东尼似乎也与他概念性的过去融合在一起。他过去经历的忽视和虐待明显影响了他对当前应激源的反应，尤其是对周围人。此外，他表示，"我不知道会发生什么，我只是生气，接下来我知道的事情就是我正面临着后果。"他与有过攻击性或"猛烈抨击"行为的人联系在一起。他表示，他的军旅生涯对他来说至关重要，他还希望建立有意义的关系并组建家庭。表 10.3 描述了诊断和 ACT 评估的结果，总结了完整个案概念化的关键要素。

表 10.3 个案概念化要素

要素	描述
临床表现	言语和身体报复；困惑
诱发因素	发生矛盾导致与其他海员产生肢体冲突（**当前诱发因素**）；感到被同伴和权威人士不公平对待（**持续诱发因素**）
适应不良模式	反击并有条件地与他人建立联系
易感因素	**融合**：与被抛弃的想法和感受纠缠 **回避**：悲伤的感受、被抛弃、童年时的记忆

（续表）

要素	描述
	僵化的注意：情感识别能力不足；与概念化的过去融合 **依附于概念化的自我**：在感到自己低人一等的情况下，他对自己持有“软弱”或“不男人”的刻板信念 **脱节行为**：猛烈抨击和攻击以消除威胁 **价值观**：已知有关于军队和家庭生活的价值观；难以建立符合价值观的行为目标
维持因素	多疑；情绪调节能力不足；缺乏冲突解决技能
保护因素和优势	最好的朋友是能与他建立安全依恋的人；聪明，热爱阅读，兴趣广泛；有创造力；恪尽职守
文化认同	非洲裔美国人，在种族关系方面有一些冲突
文化应激与异文化适应	高度异文化适应，同时伴随着较大的文化应激
文化解释	种族贬低；白人同伴和上司的种族挑衅
文化与人格	人格和文化性因素发挥着作用
治疗模式	谨慎地与他人建立更充分的联系
治疗目标	接纳和正念，以发展情感识别，支持心理弹性，并增加冲动控制；通过处理过去的创伤和家庭冲突来培养稳定的自我认知；澄清价值观并设定价值观一致的目标
治疗重点	通过探索灵活性过程与扩展行为技能来减少持续的回避和心理僵化
治疗策略	通过减少与想法的纠缠、与当下失去联结、价值观的模糊性、经验性回避，来提高心理灵活性，以培养稳定和灵活的自我认知，并鼓励承诺行动

（续表）

要素	描述
治疗干预措施	“甜蜜”的地方，天空和天气，两列火车的比喻，溪流上的树叶，培养情感识别和冲动控制的正念过程
治疗阻碍	与男性治疗师的刺激泛化；攻击性的付诸行动；依赖和理想化治疗师
文化性治疗	治疗性建构与处理寄养家庭的偏见和虐待；阅读疗法
治疗预后	良好到非常好

• **个案概念化说明** 安东尼言语和肢体上抨击他人以及对别人的意图感到困惑（**临床表现**），似乎是他面对同伴的嘲弄和挑衅做出的反应，这导致发生肢体冲突（**当前诱发因素**），并且他觉得受到同伴和权威人士的不公平对待（**持续诱发因素**）。在安东尼的生活中，他一直在寻求被接纳，并试图弄明白自己被忽视、被虐待和被遗弃的经历。随着时间的推移，他发展了一种与他人关系的适应不良模式，他先发制人地回击，以保护自己（**模式**）。

（**易感因素**）。他冲突解决技能缺乏，情感识别能力不足，以及高度多疑，都促进并维持了这种循环模式（**维持因素**）。安东尼的治疗中也有一些保护因素和优势，包括童年最好的朋友是他唯一建立了安全依恋的对象。他很聪明，喜欢阅读，兴趣广泛，至少到近期为止他的军衔一直在定期晋升。他还会写诗，并学会了两门外语。此外，他还受益于一个充满关爱性的军事指挥和组织机构，对于他过去的攻击性行为，该机构鼓励其进行咨询和治疗，而不是采取惩罚性措施（**保护因素/优势**）。

安东尼认同自己是非洲裔美国人，并保持着一些种族联系（**文化认同**）。尽管他有高度异文化适应，但仍然受到相当严重的种族歧视，而他的文化性信念似乎加剧了这种歧视（**文化应激与异文化适应**）。他认为他的问题是由非洲裔美国人寄养家庭对他的种族贬低和虐待，以及白人同伴和海军上司的种族挑衅所导致（**文化解释**）。人格和文化因素似乎都在其中发挥作用（**文化与人格**）。

安东尼若要更有效地运作社会功能，他面临的挑战是在谨慎了解和信任他人的同时，与他人建立关系（**治疗模式**）。

____

____

____

____

____

____

（**治疗目标**）。治疗将侧重于通过探索灵活性过程与扩展行为技能，来减少持续的回避和心理僵化（**治疗重点**）。其目的是通过减少与想法的纠缠、与当下失去联结、模糊的价值观和经验性回避，培养稳定和灵活的自我认知，并鼓励承诺行动，来增加心理灵活性（**治疗策略**）。“溪流上的树叶”是一种正念干预，将支持决策和认知解离。它还可以支持他识别导致冲动决策和攻击性反应的不稳定情绪。其他的正念干预措施，如身体扫描和关注感官等技能，将增加安东尼关注当下的技能，知道他正在回忆，而不是“重温”过去的虐待和创伤。“天空与天气”是一个观察自我视角的引导意象练习，将有助于安东尼理解，尽管他有被抛弃、被羞辱和被虐待的经历，但他自己并不是那些记忆。这一过程将促进对自我作为经验的容器的理解，并提供距离和自由来做出更符合目标和价值观的决定。最后，通过“痛苦和价值——同一枚硬币的两面”练习来阐明价值观，这将支持和加深理解，即那些导致安东尼经历内心不适的事情通常也指向对他有意义的生活领域（如对被抛弃的感觉敏感，因为他重视亲密和关系）（**治疗干预措施**）。可以预见，治疗中会遇到一些特定的阻碍和挑战，包括：安东尼可能很快就会把一位关心他的治疗师认同为他从未拥有过的积极的父亲般的形象和榜样。这也很可能会引起可预见的移情与反移情活现，致使他做出攻击性付诸行动（**治疗阻碍**）。除了解决人格和人际关系问题的治疗目标外，达到有效的治疗结果还需要解决文化层面的偏见，不仅是来自白人同伴和上司的偏见，还有他经历过的黑人对黑人的偏见。作为治疗性的框架，将寄养家庭对他的偏见和虐待，归结为该家庭中世代传递的自我厌恶，从祖辈传递到他这里；然后，可以对其进行治疗处理。由于他酷爱阅读，那么阅读疗法，即分析和解释这种偏见的书籍和文章，可以成为一种有用的辅助治疗手段（**文化性治疗**）。这些资源再加上他的改变动机，表明他会有良好到非常好的预后（**治疗**

预后）。

玛丽亚的案例

玛丽亚是一名 17 岁的第一代墨西哥裔美国女孩，她因情绪低落问题而被转介到心理咨询机构。她对于自己决定去上大学，而不是留在家里照顾身患绝症的母亲一事感到很矛盾。家人希望她能待在家里。她对 17 岁时离开家的姐姐感到很生气，父母坚持认为其文化“要求”姐姐要在父母年老或生病时照顾他们，而姐姐却离开了家。她的英裔朋友鼓励她去上大学，追求自己的梦想。

• **ACT 评估** 玛丽亚在父母的坚持下前来接受心理咨询，原因是她曾有一次喝酒。玛丽亚没有物质滥用或其他精神障碍家族史，她说酒精可以“关掉”她的感受，她觉得酒精“除了让我恶心之外，它对我没有任何帮助”。她报告自己没有健康问题，也没服用任何药物，从未使用过娱乐性药物。玛丽亚表现出讨好的性格。她赞成并依赖他人，避免分歧和对抗。据了解，她父母相当严厉苛刻，他们坚持认为玛丽亚应该遵循“老一套”的规定，说他们的文化期望孩子应该照顾年迈或生病的父母。

另一方面，英裔朋友鼓励她去上大学追求梦想，玛丽亚对此很矛盾。这在玛丽亚和父母之间造成了冲突，父母不希望她“最终像姐姐一样”。在玛丽亚 4 岁时，他们一家从墨西哥移民到了美国；玛丽亚充当着父母的语言翻译。表 10.4 描述了诊断和 ACT 评估的结果，总结了完整个案概念化的关键要素。

表 10.4 个案概念化要素

要素	描述
临床表现	情绪低落；困惑；尝试喝酒
诱发因素	在离家去上大学还是留下来照顾父母的问题上面临压力和冲突（**当前诱发因素**）；期望自力更生、独来独往，不然则以牺牲自己的需要为代价满足他人的需要（**持续诱发因素**）
适应不良模式	满足他人而非自己的需要
易感因素	**融合**：纠结于“困在中间”的想法；“压抑”和“有压力”的感受 **回避**：面质、冲突、失败 **僵化的注意**：僵化的关注如果她违抗父母的话自己会是一个“坏女儿”，难以识别自己的情绪反应 **依附于概念化的自我**：如果她朝着支持她的人希望她的方向前进，就会与“叛逆的女儿”或“失败”的自我概念融合 **脱节行为**：试图通过物质的尝试使用来麻痹或回避 **价值观**：不明确和相互冲突的文化社会价值观
维持因素	依赖和讨好的风格；缺乏自信；文化性期望；她的循环模式
保护因素和优势	强烈的家庭、社会和宗教价值观；出色的学生；紧密联系和安全的文化性社区
文化认同	墨西哥裔美国工人阶级
文化应激与异文化适应	中低程度的异文化适应；应激来自对父母及文化性期望的矛盾情感
文化解释	由“缺乏信仰”导致的问题

（续表）

要素	描述
文化与人格	人格和文化性因素发挥着作用
治疗模式	满足她自身和他人的需要
治疗目标	理解并能自由选择个人价值和文化价值；提供家庭教育和干预措施，以支持全盘的接纳和幸福
治疗重点	提高对生活原则的觉察，并建立与个人、家庭和文化价值观相一致的目标
治疗策略	通过减少价值观的模糊性、与想法的纠缠、当下与情感体验失去联结、冲突的经验性回避和对抗，来提高心理灵活性，以培养稳定和灵活的自我认知，并鼓励承诺行动
治疗干预措施	记录想法；“墓碑”和“悼词”练习；家庭和文化价值观；目标澄清；三个自我；自信训练——边界设定；角色扮演“表明立场”
治疗阻碍	可能会屈从于父母及文化性期望；取悦治疗师；治疗师可能会在不经意间倡导自主权
文化性治疗	对照料者角色和需要取悦他人的文化性期望进行处理；围绕父母文化性期望进行家庭会谈；匹配西班牙语治疗师或安排翻译
治疗预后	一般到良好

- **个案概念化说明** 玛丽亚的抑郁症状、困惑和最近尝试喝酒（**临床表现**），似乎是她对离家上大学还是留下来照顾父母这一问题上面临的压力和冲突（**当前诱发因素**），以及对于要自力更生和独处还是要以牺牲自己的需要为代价来满足他人需要这一问题

（**持续诱发因素**）做出的反应。在玛丽亚的生活中，她一直试图成为父母的好女儿和周围人的好朋友，并越来越拘泥于以牺牲自己的需要为代价来满足他人的需要（**模式**）。玛丽亚似乎陷入了被朋友和父母“夹在中间”、感到“沮丧”和“压力”的想法中。在这种情况下也表明是经验性回避。尽管目前还没有升级为一个需要关注的医学状况，但玛丽亚已经尝试过喝酒，以此来回避对抗、冲突或内疚。她对未来持有僵化的概念化预期，在该预期里，她认为自己总是会让朋友或父母失望。因此，她觉得自己要么是“叛逆的女儿”，类似于选择离开家庭的姐姐；要么是英裔朋友眼中的“失败者”，因为她无法自己决定追逐梦想。美国主流社会价值观与其背景文化和家庭价值观之间产生了必然的冲突，这是玛丽亚的主要问题所在。玛丽亚纠结于这个矛盾中出现的两种“规则”，她要么不能成为一个“好女儿”，要么不能完全过上好生活（**易感因素**）。她缺乏自信，也不愿意让父母失望，这使得她的这种模式得以维持（**维持因素**）。玛丽亚带入治疗中的一些保护因素包括强烈的家庭、社会和宗教价值观，这可能会促使她确立重要的人生方向。她也非常聪明且在学校表现出色，这为其未来提供了多种发展方向。她还受益于一个紧密团结的家庭和文化性社区，在其中她可以感到安全和被支持（**保护因素/优势**）。

玛丽亚认同自己是墨西哥裔美国工人阶级的一员，她对该文化传统的参与程度中等（**文化认同**）。她的异文化适应处于中低水平，而其父母异文化适应水平则较低。由于姐姐拒绝遵守长女要满足父母的需要而非自己的需要的文化性使命，现在这个责任就落在了玛丽亚身上。玛丽亚在遵从文化性规范和期望还是遵从自己的意愿上的矛盾心理，让她很苦恼（**文化应激与异文化适应**）。她对自己问题的解释模式是，认为这是由“缺乏信仰”所导致，这种想法与她较低的异文化适应水平相一致。虽然她和家人刚来这里时受到了一些歧视，但当他们搬到一个“更安全”的墨西哥裔美国人社区时，这种歧视就不存在了（**文化解释**）。人格和文化因素似乎都在其中发挥作用。确切地说，这种助长依赖性的文化动力，即好女儿就要孝顺父母，强化了她的依赖型人格动力（**文化与人格**）。

玛丽亚面临的挑战是在满足他人的需要和满足自己的需要之间取得平衡（**治疗模式**）。

____

____

____

____

____

____

（**治疗目标**）。治疗的重点将是提高对生活原则的觉察，并建立与个人、家庭和文化价值观相一致的目标（**治疗重点**）。其目的是通过减少价值观的模糊性、与想法的纠缠、当下与情感体验失去联结、冲突的经验性回避和对抗，培养稳定和灵活的自我认知，并鼓励承诺行动，来增加心理灵活性（**治疗策略**）。

____

____

____

____

____

____

（**治疗干预措施**）。就治疗过程中可能会遇到的阻碍和挑战来说，玛丽亚很可能会试图取悦治疗师，欣然同意治疗师提出的建议和在治疗间隙布置的任务，但事后又变得内心矛盾，继而无法坚持完成。来访者也可能会屈从于父母的期望。因此，在治疗初期，治疗师或许可以做出预测性的解释，即澄清这种情况可能会发生，但这并不意味着失败，而是可以通过治疗加以处理的。最后，与依赖型来访者工作时，治疗师需要预见到自己的需求和价值观可能会成为治疗的阻碍。当来访者还没有做好充分准备的情况下，治疗师在不经意间倡导并期望来访者能独立自主时，就可能出现这种情况（**治疗阻碍**）。要达到有效的治疗结果还需要处理相关的文化动力。具体来说，这可能涉及治疗性地处理她的解释模型，即缺乏信仰是她问题的来源。根据这种信念的显著性和强度，可以使用心理教育和认知辩论。鉴于她有取悦父母的需要，治疗中也要对照顾父母这种文化性期望加以处理。此外，还可以安排家庭会谈，让父母有机会反思和修正对她的文化性期望。鉴于玛丽亚经常担任父母的翻译，为玛丽亚安排西班牙语治疗师或考虑在家庭咨询中安排翻译是至关重要的（**文化性治疗**）。不过，考虑到她较低的异文化适应水平和依赖型人格动力，她的预后属于一般到良好的范围（**治疗预后**）。

理查德的案例

理查德是一名 41 岁的白人男性，他因最近离婚后感到焦虑、悲伤和愤怒来接受咨询评估。他目前独自生活，是一名机械操作员，经常出入夜总会，在那里“寻找完美女人”。在过去的 6 年里，他做过 4 份工作；在最后一份工作中，他因与一名女同事发生冲突后用拳头砸穿墙壁而被解雇。他父母都酗酒，他形容父母“总是吵架”，他是家里的独生子。

• **ACT 评估** 通过以前的咨询，理查德对其行为有一点内省力：“我知道我就像爸爸一样，他对妈妈和其他人总是大喊大叫、行为粗暴。”这表明，理查德似乎是在根据一个狭窄且看似不可改变的自我认知做出反应，这种自我认知源于受到他父亲的攻击倾向的影响。他还说，与人发生冲突而没有取得有利的结果时，他会生气、大发雷霆，甚至予以“报复”。攻击似乎既是一种回避策略，也是一种脱节的行动。尽管他似乎对这种模式有着清晰的认识，但他很难在行为上改变它。此外，僵化的关注概念化的过往经历似乎起到了更加维持这种反应模式的作用。“我行我素”的想法和自卑感的融合，会加剧他行为方面的问题。在与治疗师的会面中，他要求有额外的时间，忽视或控制治疗进程，并将他持续存在的困难归咎于他人。他的许多行为似乎与希望被接纳和感到安全感的目标相去甚远，这从他与外祖母的关系中可以看出。表 10.5 描述了诊断和 ACT 评估的结果，总结了完整个案概念化的关键要素。

表 10.5 个案概念化要素

要素	描述
临床表现	愤怒爆发、悲伤和焦虑
诱发因素	近期离婚，还因为用拳砸穿墙壁而在最后一份工作中被解雇（**当前诱发因素**）；自我评价低、孤独或觉得别人不认为他很特别（**持续诱发因素**）

（续表）

要素	描述
适应不良模式	抬高自我，贬低和利用他人
易感因素	**融合**：想法——“无论如何，我要按照我的方式来”；感受——沮丧、悲伤、焦虑 **回避**：避免感到自己不如别人 **无意识/僵化的注意**：对概念化的过去的注意 **依附于概念化的自我**：将自我视为父亲和童年期环境的影响所造成的结果 **脱节行为**：猛烈抨击、好斗、攻击性行为 **价值观**：不评判、接纳和人际安全
维持因素	易冲动；人际关系技能有限；无法共情
保护因素和优势	与外祖母的安全依恋；有心理韧性、有魅力、有吸引力
文化认同	中产阶级白人男性
文化应激与异文化适应	高度异文化适应；没有明显的文化应激，但在治疗过程中应注意探讨其特权感
文化解释	因虐待、缺乏关爱的父母而导致的焦虑、愤怒和悲伤
文化与人格	人格动力起作用
治疗模式	自信并尊重他人
治疗目标	介绍解离技巧和“可行性”的概念；削弱情绪控制；提高价值观的清晰度和对生活的接纳度；处理离婚和外祖母去世的悲痛
治疗重点	通过探索灵活性过程来减少持续的回避和僵化的攻击性反应

（续表）

要素	描述
治疗策略	以增加心理灵活性为目标，解决与自我概念的纠缠和引入视角转换技能；解决对价值观和自我经验觉察不足的问题
治疗干预措施	剪贴板练习；罐头怪兽正念练习；参加自己的葬礼价值观练习；通过治疗中的行为实验进行承诺行动
治疗阻碍	最小化问题行为；理想化或贬低治疗师；态度傲慢
文化性治疗	治疗中没有明确的文化要素需要关注，但要解决特权感动力
治疗预后	一般

• **个案概念化说明** 理查德表现出的愤怒爆发、悲伤和焦虑（**临床表现**），似乎是他对近期的离婚事件和在最后一份工作中因为用拳头砸穿墙壁而被解雇的事情（**当前诱发因素**），以及自我评价低、孤独或觉得别人不认为他很特别（**持续诱发因素**）做出的反应。从青春期开始起，他就以攻击性的方式贬低和辱骂他人，抬高自己，因此很难维持安全和令人满意的人际关系（**模式**）。

（**易感因素**）。他无法共情、冲动、无法控制自己的情绪，使得这种模式得以维持（**维持因素**）。理查德和外祖母之间的安全依恋可被视为一种保护因素，也证明他能够关心他人。理查德带给治疗的最突出的优势是有心理韧性，而且他还很有魅力和吸引力（**保护因素/优势**）。

理查德认同自己是一名中产阶级白人男性（**文化认同**）。看起来他高度异文化适应，未发现显著的文化应激（**文化应激与异文化适应**）。他把自己目前愤怒爆发、悲伤和焦虑问题归因于虐待的、缺乏关爱的、喝酒后经常吵架的父母给他树立了坏榜样（**文化解释**）。最后，人格动力是主要因素，足以解释他目前的问题和模式，但在治疗中探讨他的特权感和特权经历将有助于治疗（**文化与人格**）。

理查德若要更有效地运作社会功能，他面临的挑战是能在保持自信的同时，努力做到更加尊重他人（**治疗模式**）。

（**治疗目标**）。治疗将主要侧重于通过探索灵活性过程来减少持续的回避和僵化的攻击性反应（**治疗重点**）。治疗策略是针对心理灵活性，解决与自我概念的纠缠，并引入视角转换技巧。此外，还将使用策略来解决对价值观和自我经验觉察不足的问题（**治疗策略**）。剪贴板练习，将用于引导理查德理解和解离个人经验。罐头怪兽正念练习，将用于引导来访者意识到体验不是一个巨大的、压倒性的存在，而是由许多小的部分组成的（即“把一个个的罐头用绳子穿起来，组成一个30英尺的怪兽”；30英尺=9.14米），使来访者能够提高对其体验各部分的觉察：想法、感受、身体感觉、行为及记忆。然后，来访者将被引导完成参加自己葬礼的引导意象练习。这旨在创造另一视角感，让来访者能够注意到自己的行为，并通过他人的参考框架来做出回应。这项练习将有助于选择和澄清价值观（即“谁将参加你的葬礼?”“他们会说什么?”“你希望他们说什么?”）。一旦理查德对自己想要成为什么样的人、想要过什么样的生活及想要如何对待他人有了坚定且清晰的理解，治疗师将提供一个实践这些行为的治疗性环境。将探究理查德是否愿意以对治疗师的回应方式实践承诺行动，这种方式允许他练习同理心、接纳和谦逊，以建立接纳的、关心的、非评判的、安全的关系（**治疗干预措施**）。关于治疗的阻碍和挑战，理查德很有可能会通过责怪环境或他人来尽量最小化自己的问题行为。可以预见，至少在治疗的初始阶段，他会交替出现对治疗师的理想化或贬低。他的特权感和傲慢的态度可能会激活治疗师的反移情。此外，对于伴有自恋人格类型的来访者，他们在症状、直接冲突或应激充分缓解后中断治疗的情况并不少见，因此若治疗师认为来访者可以在继续治疗中获益，治疗师需要在治疗开始时及之后向来访者指出，在来访者潜在的适应不良模式未充分改变之前，今后将不可避免地出现类似的问题（**治疗阻碍**）。由于主要影响因素是人格动力，所以除了围绕他的特权感进行探讨之外，没有明确的文化要素需要关注（**文化性治疗**）。最后，考虑到来访者有条件的人际交往方式、多次被解雇和易冲动，所以我们认为他的预后一般（**治疗预后**）。

卡特里娜的案例

卡特里娜是一名13岁的混血女孩。由于她最近出现抑郁症状、学习成绩变差、在学校有对抗行为并与其他同学打架，她被辅导员转介来做心理咨询。自从卡特里娜无意中听到母亲和姨妈的谈话，发现父亲有长达8年的外遇之后，她在过去的6个月里表现出的攻击性行为和学业上的困难都越来越多。当得知父亲还有另外两个孩子时，她感到非常震惊。她还在课堂上多次与其他同学打架，经常与母亲发生冲突，在过去6个月里旷课了15天，并且学习兴趣减退。虽然她以前学习成绩很好，但她现在对曾经能让她体验到快乐的绘画和阅读等活动都明显丧失了兴趣。卡特里娜的父亲目前住在波多黎各，与家人没有任何联系。卡特里娜与母亲和弟弟住在她学校附近的一间小公寓里。她对现在局促的居住空间感到很沮丧，因为父亲一年前离开后，他们不得不从之前居住的独栋住宅里搬出来。

- **ACT评估**　由于卡特里娜是未成年人，在初始访谈时，学校咨询师需要同卡特里娜及其母亲一起交谈。卡特里娜的母亲朱莉娅说，她认为卡特里娜不会和大部分人谈论她的问题，因为她不信任任何人。在初始访谈时，卡特里娜的自我暴露非常困难，大多数问题是由朱莉娅回答的，有时在卡特里娜努力要讲话时，朱莉娅会替她说话。朱莉娅说，卡特里娜的父亲非常挑剔，在卡特里娜的整个童年期，她的父亲在情感上都很疏远。卡特里娜说："我并没有真正的父亲，因为真正的父亲应该照顾家庭。"她说她已经厌倦了老师和母亲总是强迫她做不想做的事情。一项功能分析显示，卡特里娜的付诸行动的行为很可能给了她一种自主权和权力感。她似乎还与“如果表现出软弱，别人就会利用你”等想法相融合，这很可能源于父亲过去曾利用过母亲。这似乎还导致了其他关于权威和控制的僵化规则。表 10.6 描述了诊断和 ACT 评估的结果，总结了完整个案概念化的关键要素。

表 10.6　个案概念化要素

要素	描述
临床表现	抑郁症状、攻击行为和社交隔离
诱发因素	得知父亲不忠且在外面有孩子（**当前诱发因素**）；感到自己受他人侵犯或控制时就会进行报复（**持续诱发因素**）
适应不良模式	通过对抗权威人物和同龄人，来保护自己免受潜在的伤害和拒绝
易感因素	**融合**：想法——“如果表现出软弱，别人就会利用你”；感受——孤独、有缺陷、受挫折 **回避**：避免被拒绝和失去自主性的感觉 **无意识/僵化的注意**：对概念化的过去的注意；对感受的洞察力差 **依附于概念化的自我**：认为自我是有缺陷的和不重要的 **脱节行为**：发泄、对立和攻击行为；对学业失去兴趣 **价值观**：独立、创造力和力量
维持因素	社交隔离，缺乏支持系统；母亲和老师刻板地强迫她服从；挫折承受能力差；缺乏自信沟通技能

（续表）

要素	描述
保护因素和优势	与姨妈和弟弟关系紧密；聪明、有创造力、有心理韧性
文化认同	西班牙裔美国人和非洲裔美国人；低收入阶层
文化应激与异文化适应	低至中等程度的异文化适应水平和文化应激
文化解释	否认有抑郁症；认为如果老师和母亲不那么控制她，她会感觉好些
文化与人格	人格动力和文化动力都发挥着作用
治疗模式	增强安全感和与他人建立关系的能力
治疗目标	引入解离技能，更好地应对不可行的想法，挑战发泄和攻击行为的可行性，并支持基于价值观的回应
治疗重点	通过探索灵活性过程来减少持续的回避和僵化的攻击性反应
治疗策略	以增加心理灵活性为目标，解决与自我概念的纠缠和引入视角转换技能；解决对价值观和自我经验觉察不足的问题
治疗干预措施	公交车上的乘客；两列火车隐喻；行为预演；创造性正念和日记活动；家庭治疗
治疗阻碍	参与治疗过程的动机较低；对立行为；难以与治疗师建立信任关系；考验治疗师的潜在行为
文化性治疗	可考虑对卡特里娜和母亲给予中低度的文化敏感性治疗
治疗预后	一般到良好

• **个案概念化说明**　卡特里娜表现出日益增多的在社交隔离、攻击性和对抗性行为及抑郁症状等方面的问题（**临床表现**），似乎是她对近期得知父亲出轨并在外面有孩子这一消息的反应（**当前诱发因素**）。在卡特里娜觉得自己受到他人侵犯或控制时，她会有报复倾向（**持续诱发因素**）。由于卡特里娜与父亲缺乏联系，对父母也缺乏信任，她会通过与权威人士和同龄人对抗的方式，来保护自己免受进一步的伤害和抛弃。可以从卡特里娜因父亲的出轨行为而对他失去信任这一视角来理解她的模式。此外，她感到自己被父亲抛弃似乎影响了她的核心信念，包括对他人的不信任和对他人意图的偏执想法（**模式**）。

____

____

____

____

____

____

（**易感因素**）。由于卡特里娜不愿意寻求帮助，参与治疗的积极性不高，社交隔离，缺乏支持系统，母亲和老师会很严苛地强迫她服从，挫折承受能力低，缺乏自信沟通技能，这些因素使得卡特里娜的模式得以维持（**维持因素**）。尽管卡特里娜目前面临着各种困难，但她与姨妈和弟弟的关系非常亲密。除了家庭中的亲密关系外，卡特里娜还表示，她觉得自己有责任照顾弟弟，并尽一切可能保护他不受伤害。最后，她的优势包括她希望成为一名优秀的艺术家，她意志坚定、很聪明、有共情力和创造力（**保护因素/优势**）。

卡特里娜认同自己是异性恋者和混血儿。她认为自己既是西班牙裔美国人，又是非洲裔美国人，但她表示与这两种身份的民族和文化传统的关联都很少。她希望自己能和朋友们一样，不想因为在朋友们面前跟母亲讲西班牙语而感到自己与众不同或怪异（**文化认同**）。她的异文化适应程度中等，虽然母亲要求她在家里要讲西班牙语，但她在外面时不喜欢讲。卡特里娜母亲的异文化适应程度较低，表现在：她讲英语会有困难，几乎没有讲英语的朋友，她是第一代波多黎各裔美国人，也是非洲裔美国人，她说自己在美国生活得不开心，并打算在卡特里娜高中毕业后就搬回波多黎各（**文化应激与异文化适应**）。卡特里娜并不认为自己有抑郁症，而是觉得如果别人能少点控制欲，“少点颐指气使”，她就不会那么讨厌别人了（**文化解释**）。似乎中等程度的文化因素和中等程度的人格动力因素，都影响着她目前的问题（**文化与人格**）。

卡特里娜要想更有效地运作社会功能，她面临的挑战是提高信任他人的能力、增强安全感，以及更好地与他人建立关系（**治疗模式**）。

____

____

____

____

____

____

（**治疗目标**）。治疗的重点是通过探索灵活性过程来减少持续的回避和僵化的攻击性反应（**治疗重点**）。基本的治疗策略将是通过解决与自我概念的纠缠和引入转换视角的技能来提高心理灵活性。

此外，还将尝试努力帮助卡特里娜更好地理解她的价值观和自我经验（**治疗策略**）。

____

____

____

____

____

____

（**治疗干预措施**）。鉴于卡特里娜参与治疗的动机不高，而且她的偏执特质与其对抗行为有关，所以治疗过程中预计会遇到一些阻碍和挑战。可预见的是，鉴于她无法信任治疗师，她将会很难与治疗师讨论个人问题，而且可能经常对治疗师做出考验性行为（**治疗阻碍**）。考虑到卡特里娜的年龄和她母亲的异文化适应水平，治疗中需要涉及一些文化敏感性要素。重要的是，治疗师要认识到来访者行为的功能，尤其是母亲的行为，可能包括重大的背景和文化影响。因此，考虑到她的西班牙裔背景，必须谨慎行事，不要无意中鼓励极端的个性特征。此外，由于性别动力可能是一个问题，所以为她指派一名女性治疗师可能会有所帮助（**文化性治疗**）。假如卡特里娜在治疗过程中能更多地参与进来，能利用自己的优势，并寻求姨妈的支持，那么可以判定她的预后会是一般到良好（**治疗预后**）。

技能培养练习：接纳与承诺疗法个案概念化

正如在第 6 章的“技能培养练习”中提到的，**你会注意到个**

案概念化说明的某些要素包含一些空白行。这些空白行的部分通过具体的提示，为你提供了进一步提高个案概念化技能的机会。针对每个案例写一份简短的易感因素说明、治疗目标，以及相应的基于特定理论的治疗干预措施清单。

第 10 章　思考题

1. 讨论 ACT 视角和目前的练习与前面章节中介绍的个案概念化模型有何不同。
2. 比较 ACT 的各个支柱，并讨论这些原则如何融入 ACT 个案概念化。
3. 探索一些提供的提示，以引发对 ACT 个案概念化组成部分的思考，并讨论从来访者那里获得这些信息的目标。
4. 讨论 ACT 个案概念化的特征性要素，以及这些特征性要素如何影响个案概念化的组成部分。
5. 通过格里案例，对比 ACT 个案概念化的 5 个核心特征（表 10.2）与限时动力性心理治疗个案概念化的特征（表 8.2）。

参考答案

安东尼的案例

易感因素　安东尼似乎融合了在他认为有威胁的情况下或感到痛苦

时做出积极回应的僵化规则。这可能源于童年记忆，在童年记忆中，他受到了斥责和虐待，这带来了僵化地关注概念化的过去的可能性。目前的情况可能会将安东尼的注意力引导到过去的事件上，并激起对过去的应对策略，如“猛烈抨击”。安东尼在青春期采用了这种策略，以应对由于不愿继续忍受任何虐待而从养母家中被逐出来的情况。对过去的刻板关注，也可能加剧自我“软弱”或“不受欢迎”的概念，这可能会导致用攻击性行为来抵消真实的或感知的威胁。攻击性行为也可以压抑或回避悲伤、被遗弃的感觉和其他与不良童年经历有关的不想要的感觉。尽管安东尼似乎有强烈的价值观和愿望，希望在军队中表现出色，拥有家庭生活，但他似乎很难将目标和正在进行的行为与这些价值观联系起来。

治疗目标　鉴于安东尼的许多问题源于内部困惑和混乱痛苦，治疗的主要目标是提高接纳度和正念，以发展情感识别、支持性的心理弹性和增强冲动控制的能力。其次，决策过程旨在通过处理创伤和家庭冲突来培养稳定的自我认知。最后，将澄清明确的价值观，并建立与价值观一致的目标。

玛丽亚的案例

治疗目标　注意到玛丽亚的主要关注点源于价值观的模糊性，治疗的目标将是寻求和促进对个人和文化价值观的全面理解和选择。此外，还将向家庭提供教育和干预，以支持家庭整体的接纳和幸福感。

治疗干预措施　在治疗开始时，将通过写下想法并在自我和认知之间建立解离来解决问题。这将允许玛丽亚将自己和她的想法内容视作是分开的。随后将进行价值观练习，采用“墓碑”练习等技巧，玛丽亚将通过该练习选择自己的墓志铭（例如，“玛丽亚躺在这里，其一生遭受了巨大的痛苦，因为她一直在避免让父母和朋友感到不愉快”）。接着，可以明确和确立目标，以提供重要和有意义的生活方向。玛丽亚将在技能缺陷培训方面得到帮助，如自信、情感识别和边界设置。最后，考虑到玛丽亚在对抗和冲突方面表现出的困难，采取行为技能培训方法是有必要的，让她参与承诺行动，如披露或陈述价值观和目标。治疗师和玛丽亚将在角色扮演的场景中，根据明确的目标和选择的生活方向，她可以练习对朋友、父母或两者“表明立场”。

理查德的案例

易感因素 理查德似乎把自己的想法与沮丧、悲伤和焦虑的感受融合了起来。当这些感受对他来说浮出水面时，他似乎很难改变自己的注意力或把它们只是视作是自己的一部分感受，而不是过度认同它们（自我即内容）。因此，他通过使用攻击性和暴力行为的策略（甚至砸穿了墙壁），来回避这些感受和想法。目前，他似乎也很难与自己正在进行的经验保持联系。当不想要的或不喜欢的个人经验出现时，他会用过去的行为来回应。这导致他采取与目标脱节、适得其反的行动。从收集到的关于理查德与外祖母关系的信息中，可以得出不评判、接纳和人际安全的价值观。然而，理查德的行为并没有反映出这些价值观，也许是因为他认为自己是受父亲和童年环境的影响所造成的结果。

治疗目标 支持更可行反应的治疗目标，将包括引入解离技能和“可行性”概念，削弱情绪控制，提高价值观的清晰度和对生活的接纳度。一旦形成了强有力的治疗联盟，可能有助于理查德处理离婚和外祖母的去世。

卡特里娜的案例

易感因素 卡特里娜表现出了一些融合的想法，比如“如果表现出软弱，别人就会利用你”。目前的回避模式表明，她想远离被拒绝或失去自主权的感觉，尤其是当她认为别人想继续控制她时。她似乎对概念化的过去有了僵化的关注，因为她似乎在得知父亲背叛母亲、感到被抛弃和目前如何看待自己之间建立了联系。卡特里娜对自己的感知是有缺陷的或不重要的。她脱节的行为包括付诸行动的行为、孤立、攻击性和对抗性，以及不再参与她以前擅长的学业或学校任务。她似乎非常重视独立性、创造力和力量。

治疗目标 治疗目标包括引入认知解离技能，使她能够更好地处理不可行的想法，挑战发泄和攻击行为的可行性，并支持基于价值观的行为，以及参与学业活动和创造性目标。

治疗干预措施 一旦建立了足够的融洽关系，治疗师将通过如“公交车上的乘客”等体验性练习与卡特里娜互动。在整个经历过程中，卡特里娜将能够把她的想法看作是想法（即从想法外部看待它们，而不是从想法内部看待）。这将使她能够更灵活地回应关于被控制、被抛弃、孤独的感觉和想法。治疗师将与卡特里娜进行重要的行为排练，如角色扮演和反向角色扮演。通过这个过程，卡特里娜对母亲的僵化反应也将得到解决。卡特里娜将被鼓励参与行为实验，如完成指定的工作和从事以前觉得愉快的活动（即阅读、绘画）。两列火车的比喻将被用来支持承诺行动。鼓励建立协作环境，将价值观澄清和目标设定贯穿始终，重点关注治疗和支持赋权、自我效能感和自主性。最后，卡特里娜和朱莉娅将接受家庭治疗，以加强协作和自信的沟通。

参考文献

[1] American Psychological Association. (n. d.). Psychological treatments. Retrieved from https://www.div12.org/treatments/.

[2] Biglan, A., & Hayes, S. C. (1996). Should the behavioral sciences become more pragmatic? The case for functional contextualism in research on human behavior. *Applied and Preventive Psychology: Current Scientific Perspectives*, *5*(1), 47 - 57.

[3] Hayes, S.C. (1981). *Comprehensive cognitive distancing procedures* (Unpublished manuscript). Greensboro, NC: University of North Carolina at Greensboro.

[4] Hayes, S. C. (2004). Acceptance and commitment therapy, relational frame theory, and the third wave of behavioral and cognitive therapies. *Behavior Therapy*, *35*, 639 - 665.

[5] Hayes, S.C., Hayes, L. J., & Reese, H. W. (1988). Finding the philosophical core: A review of Stephen C Popper's World Hypotheses. *Journal of Experimental Analysis of Behavior*, *50*, 97 - 111.

[6] Hayes, S. C., Strosahl, K. D., & Wilson, K. G. (2012). *Acceptance and commitment therapy: The process and practice of mindful change* (2nd ed.). New York, NY: Guilford Press.

[7] Hayes, S. C., Villatte, M., Levin, M., & Hildebrandt, M. (2011). Open, aware, and active: Contextual approaches as an emerging trend in the behavioral and cognitive therapies. *Annual Review of Clinical Psychology*, 7, 141 - 168.

[8] Luoma, J. B., Hayes, S. C., & Walser, R. D. (2017). *Learning ACT: An acceptance & commitment therapy skills-training manual for therapists* (2nd ed.).

Oakland, CA: New Harbinger & Reno, NV: Context Press.

[9] Villatte, M., Villatte, J. L., & Hayes, S. C. (2016). *Mastering the clinical conversation: Language as intervention*. New York, NY: Guilford Press.

[10] Wilson, K. G., & DuFrene, T. (2009). *Mindfulness for two: An acceptance and commitment therapy approach to mindfulness in psychotherapy*. Oakland, CA: New Harbinger.

附录

附录* 1

临床构想工作表

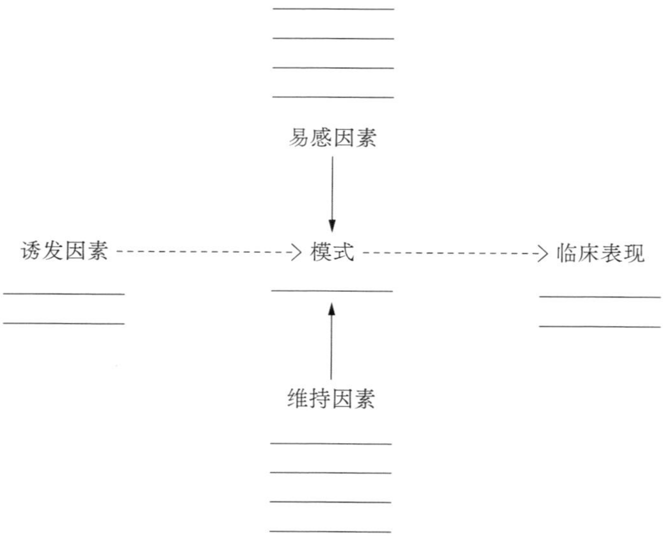

* 附录 1~4 均引自：Sperry，L.，& Sperry，J.（2020）. *Case conceptualization: Mastering this competency with ease and confidence*. Second edition. New York，NY: Routledge.

附录 2

个案概念化要素：描述

个案概念化要素		定义
临床表现	(presentation)	当前的问题以及对诱发因素的特征性反应
诱发因素	(precipitant)	激活一个人的模式并导致其当前问题的触发因素
适应不良模式	(pattern-maladaptive)	不灵活且无效的感知、思考和行为方式
易感因素	(predisposition)	促成适应性或适应不良功能的因素
维持因素	(perpetuants)	激活了导致临床问题的模式的因素
保护因素	(protective factors)	能降低发生临床疾病可能性的因素
文化认同	(cultural identity)	对某一特定族群的归属感
文化应激与异文化适应	(cultural stress & acculturation)	对主流文化的适应程度；受文化影响的压力，包括社会心理困难
文化解释	(cultural explanation)	对于发生痛苦、目前状况或功能损害的原因的理解
文化与人格	(culture and/or personality)	文化动力和人格动力的组合作用

（续表）

个案概念化要素		定义
治疗模式	（treatment pattern）	灵活且有效的感知、思考和行为方式
治疗目标	（treatment goals）	明确的短期和长期治疗结果
治疗重点	（treatment focus）	治疗重心强调要提供旨在让来访者形成更具适应性模式的有导向性的治疗
治疗策略	（treatment strategy）	为了形成更具适应性的模式而采取的行动计划和手段
治疗干预措施	（treatment interventions）	与实现治疗目标和改变模式的治疗策略相关的具体改变技术和手段
治疗阻碍	（treatment obstacles）	在治疗过程中可预见的适应不良模式可能带来的挑战
文化性治疗	（treatment-cultural）	必要时可结合文化干预、文化敏感性治疗或文化敏感性干预
治疗预后	（treatment prognosis）	预测个体在接受或不接受治疗的情况下，精神疾病可能的病程、持续时间和结果

附录 3

个案概念化要素：工作表

个案概念化要素	描述
临床表现	
诱发因素	
适应不良模式	
易感因素	
维持因素	
保护因素	
文化认同	
文化应激与异文化适应	
文化解释	
文化与人格	
治疗模式	
治疗目标	

（续表）

个案概念化要素	描述
治疗重点	
治疗策略	
治疗干预措施	
治疗阻碍	
文化性治疗	
治疗预后	

附录 4

个案概念化评分表

说明：使用 1~10 分（1=非常差，10=非常好）对个案概念化的陈述质量进行评分。

1. **诊断构想**：临床表现和诱发因素与适应不良模式直接相关。

   1　2　3　4　5　6　7　8　9　10

2. **临床构想**：清楚地表述了易感因素，并且易感因素可以有力地解释模式和临床表现；临床构想准确地反映了生物心理社会学、认知行为治疗、动力性治疗或者阿德勒疗法的观点（圈出其中的一种）。

   1　2　3　4　5　6　7　8　9　10

3. **文化构想**：包含文化认同、文化应激与异文化适应水平、解释模型、文化与心理因素，并预测文化因素对治疗过程的影响。

   1　2　3　4　5　6　7　8　9　10

4. **治疗构想**：治疗目标反映临床表现和易感因素；治疗构想准确地反映了生物心理社会学、认知行为治疗、动力性治疗或者阿德勒疗法的观点（圈出其中的一种）；治疗重点与治疗方法一致；治疗策略和特定的治疗干预措施是合适的且与治疗目标相关；治疗阻碍反映了来访者的人格和文化动力。如有需要，应采取适当的文化性治疗干预措施。

1 2 3 4 5 6 7 8 9 10

5. **解释力**：对模式、呈现的问题和文化因素的总体解释是有说服力的，并且是所提出的治疗计划和实施干预策略的理论基础。

1 2 3 4 5 6 7 8 9 10

6. **预测力**：切实可行且充分的治疗计划和实施方案，以实现治疗目标和模式转变；充分预见治疗挑战；切实可行的治疗预后。

1 2 3 4 5 6 7 8 9 10

7. **全面性**：纳入足够数量的个案概念化要素，并提供完整的个案概念化报告。

1 2 3 4 5 6 7 8 9 10

8. **连贯性**：连贯且有逻辑地阐明所有包含的个案概念化要素。

1 2 3 4 5 6 7 8 9 10